Katrin Otto | Barbara Wimmer

Unterstützte Kommunikation

Ein Ratgeber für Eltern, Betroffene, Angehörige sowie Therapeuten und Pädagogen

RATGEBER

für Angehörige, Betroffene und Fachleute

Katrin Otto | Barbara Wimmer

Unterstützte Kommunikation

Ein Ratgeber für Eltern, Betroffene, Angehörige sowie Therapeuten und Pädagogen

Bibliografische Information der Deutschen Nationalbibliothek
Die Deutsche Nationalbibliothek verzeichnet diese Publikation in der Deutschen Nationalbibliografie; detaillierte bibliografische Daten sind im Internet über http://dnb.d-nb.de abrufbar.

Besuchen Sie uns im Internet: www.skvshop.de

6., geringfügig überarb. Auflage 2021
5. Auflage 2017
4., überarb. Auflage 2013
3., überarb. Auflage 2010
2., überarb. Auflage 2008
1. Auflage 2005
ISBN 978-3-8248-1283-7 (Vorauflagen: 978-3-8248-0332-3)
eISBN 978-3-8248-9923-4 (Vorauflagen: 978-3-8248-0678-2)

Mollweg 2, D-65510 Idstein
Vertretungsberechtigte Geschäftsführer:
Dr. Ullrich Schulz-Kirchner, Martina Schulz-Kirchner
Titelfoto: Archiv Schulz-Kirchner Verlag
Lektorat: Doris Zimmermann
Umschlagentwurf und Layout: Petra Jeck/Susanne Koch
Druck und Bindung: Plump Druck & Medien GmbH
Rolandsecker Weg 33, 53619 Rheinbreitbach
Printed in Germany

Inhalt

Einleitung

Es gibt unterschiedliche Gründe, wie es dazu kommt, dass sich ein Mensch nicht lautsprachlich mitteilen kann. Es kann sich dabei um eine vorübergehende Situation handeln oder um einen lebenslangen Zustand. Das trifft für Kinder zu, die z. B. aufgrund einer Körperbehinderung, einer geistigen Behinderung oder einer Sprachbehinderung nicht zu sprechen beginnen oder denen es nicht gelingt, verständlich zu sprechen.
Erwachsene kommen durch Erkrankungen wie den Schlaganfall oder durch fortschreitende Muskelerkrankungen in die Lage, sich nicht mehr ausreichend lautsprachlich verständigen zu können. In jedem Lebensalter kann diese Situation durch einen Unfall eintreten.
Unabhängig von der Form der Erkrankung oder Behinderung besteht bei den Betroffenen, ihren Angehörigen und dem sozialen Umfeld das Bedürfnis zu kommunizieren. Bei Erwachsenen kann z. T. auf Schriftsprache zurückgegriffen werden, bei Kindern müssen jedoch überwiegend andere Kommunikationsformen gefunden werden.

Unterstützte Kommunikation ist eine Methode, die es Menschen ohne (verständliche) Lautsprache ermöglicht, ein individuelles multimodales Kommunikationssystem zusammenzustellen, das aus verschiedenen Kommunikationsformen/-bausteinen besteht. Das Ziel ist, den Betroffenen in vielfältigen Lebensbereichen erfolgreiche Kommunikation zu gewährleisten – das bedeutet, dass sie über die Klärung alltäglicher Bedürfnisse hinaus an allen gesellschaftlichen Bereichen teilhaben können sollten. Um das zu erreichen, genügt es nicht, wenn der Betroffene für jede mögliche Kommunikationssituation einen passenden Baustein zur Verfügung hat. Auch die Gesprächspartner müssen entsprechende (Gesprächs-)Kompetenzen haben und die Umwelt muss entsprechend strukturiert sein, um den Bedürfnissen des individuell kommunizierenden Menschen gerecht zu werden. Die Anforderungen an die Gestaltung des Kommunikationssystems sind scheinbar denkbar einfach. Es muss jederzeit, an jedem denkbaren Ort mindestens ein Baustein zur Verfügung stehen, der leicht und schnell handhabbar ist und den kommunikativen Bedürfnissen aller an der Kommunikation Beteiligten gerecht wird.

In diesem Ratgeber werden die möglichen Bausteine für ein individuelles Kommunikationssystem und ihre Auswahlkriterien vorgestellt. Ein besonderes Anliegen ist, dass die Betroffenen, ihre Angehörigen, die pädagogischen Mitarbeiterinnen der Einrichtungen, die Therapeutinnen, die Lehrerinnen gemeinsam ein Kommunikationssystem aufbauen, das dem unterstützt Kommunizierenden die gesellschaftliche Teilhabe ermöglicht. Es geht nicht darum, dass alle Gesprächspartner therapeutisch tätig werden, sondern dass die therapeutischen Maßnahmen der Unterstützten Kommunikation in den Alltag getragen, konsequent einheitlich umgesetzt und damit wirksam werden.

Was ist Unterstützte Kommunikation?

Unterstützte Kommunikation ist eine Methode zur Verbesserung der kommunikativen Fähigkeiten von Kindern, Jugendlichen und Erwachsenen, die noch nicht oder nicht mehr sprechen können. Kommunikation umfasst sehr viel mehr als die rein motorische Fähigkeit des Sprechens, als Lautsprache.
Das Wissen um den strukturellen Aufbau und die Regeln von Sprache ermöglicht es uns, unendlich viele Sätze verstehen und produzieren zu können (linguistische Kompetenz). Außerdem sind wir in der Lage zu entscheiden, was man wem in welcher Situation wie am besten sagt (pragmatische Kompetenz).

Diese sprachlichen und kognitiven Fähigkeiten sind dem Menschen nicht grundsätzlich gegeben, sondern das Kind lernt sie in der aktiven Auseinandersetzung mit seiner Umgebungssprache und mit Hilfe seiner Umwelt. Es hat frühe Dialogerfahrungen in der Mutter-Kind-Interaktion, erkennt, dass es mit seiner Aktivität etwas bewirken kann; macht die Erfahrung, dass Wörter und Sätze für etwas stehen, was es sehen und begreifen kann, aber auch für abwesende Dinge bzw. abstrakte Zusammenhänge sowohl in der Vergangenheit, der Gegenwart als auch in der Zukunft. Es durchdringt das Regelwerk, das die Wort- und Satzbildung bestimmt, indem es seine Äußerungen aufgrund der Rückmeldungen aus der Umwelt ständig überarbeitet und aktualisiert; es eignet sich Weltwissen an, indem es Fragen stellt und zu einem späteren Zeitpunkt die Möglichkeiten der Schriftsprache nutzt. Auch bei der Schriftsprache muss sich das Kind die Eigenheiten des Systems in der aktiven Auseinandersetzung aneignen. Es durchläuft verschiedene Phasen, die es der orthographischen Schreibweise immer näher bringen.

Wie können diese Prozesse, die das Kind in der Regel während des Spracherwerbs und während des Schriftspracherwerbs mehr oder weniger erfolgreich absolviert, einem Kind gelingen, das nicht spricht, das die erforderliche Eigenaktivität aufgrund seiner motorischen, kognitiven bzw. emotionalen Einschränkungen nicht leisten kann?
Das Kind braucht Unterstützung, die individuell auf die besondere Situation dieses Menschen abgestimmt ist und ihm dazu verhilft, aktiv Kommunikationserfahrungen zu machen. Die angebotene Unterstützung muss dem Kind ermöglichen, sich sowohl das System Sprache als auch das System Schriftsprache aktiv in der Auseinandersetzung anzueignen.

Die Maßnahmen der Unterstützten Kommunikation umfassen körpereigene Kommunikationsformen, nicht-elektronische und elektronische Kommunikationshilfen, die den unterschiedlichen Anforderungen hinsichtlich ihrer Komplexität in Aufbau und Struktur für die verschiedenen Zielgruppen gerecht werden. Allerdings gilt es, im Rahmen von Beratung (Kap. *Beratung*) und einem diagnostischen Prozess (Kap. *Diagnostik und Interventionsplanung*) die Anpassung dieser Maßnahmen an die betroffene Person und ihre individuelle Situation zu ermitteln.

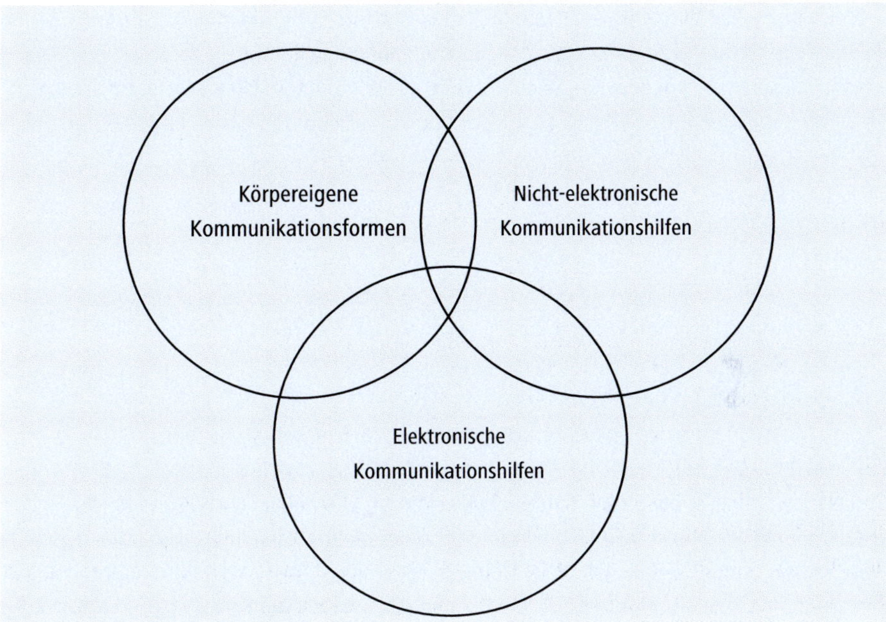

Abb. 1: Kommunikationssystem

Mit Kindern ohne Lautsprache, ihren Eltern und Bezugspersonen bzw. den betroffenen Erwachsenen, ihren Angehörigen und dem pädagogisch-therapeutischen Fachpersonal soll je nach Fähigkeiten und Interessen ein System unterschiedlicher Kommunikationsformen erarbeitet werden, so dass die kaum und nicht sprechenden Menschen die Möglichkeit erhalten, ihre Bedürfnisse mitzuteilen, von ihren Erlebnissen zu erzählen, aktiver und selbstständiger zu leben bzw. mit anderen Kindern zu spielen sowie ihre Gefühle besser ausdrücken zu können.

Für wen ist diese Methode geeignet?

Die Maßnahmen der Unterstützten Kommunikation sind für Kinder, Jugendliche und Erwachsene geeignet, die aufgrund angeborener oder erworbener Behinderungen gar nicht oder kaum verständlich sprechen können. Sie sollen mit Hilfe dieser Methode in die Lage versetzt werden, sich zu verständigen, ihre Wünsche zu äußern und am gesellschaftlichen Leben teilzuhaben.

Zielgruppe Kinder

Auf die Gruppe der Kinder bezogen lässt sich sagen: Unterstützte Kommunikation bietet Kindern,

- die noch nicht sprechen können,
- die nur schwer verständlich sprechen können,
- für die die Lautsprache zu komplex ist,
- die z. B. aufgrund einer Operation vorübergehend nicht sprechen können,

Möglichkeiten, sich effektiver mit ihren Kommunikationspartnern auszutauschen. Wie weit das Sprachverständnis bei diesen Kindern entwickelt ist, kann man oft aufgrund der fehlenden Ausdrucksmöglichkeiten nur schwer einschätzen. Unterstützte Kommunikation soll Lautsprache nicht ersetzen, sondern ergänzen, wo es nötig ist. Für einige Kinder ist der Einsatz Unterstützter Kommunikation eine vorübergehende Maßnahme, für einige Kinder bietet sie ein Leben lang effektivere Kommunikation mit ihren Kommunikationspartnern.

- Cerebralparese
- Geistige Behinderung
- Mehrfachbehinderung/Schwerstbehinderung
- Autismus-Spektrum-Störung
- Entwicklungsstörungen unklarer Genese

Abb. 2: Anwendungsgebiete bei Kindern

Mit folgenden Zielgruppen liegen inzwischen Erfahrungen mit Unterstützter Kommunikation vor, was nicht heißt, dass nicht auch andere nicht sprechende Kinder, wie z. B. Kinder mit Mutismus, von dieser Methode profitieren können:

Kinder mit cerebralen Bewegungsstörungen als Folge einer frühkindlichen Hirnschädigung

Kennzeichen cerebraler Bewegungsstörungen (infantile Cerebralparese) liegen u.a. in der Schwierigkeit, zielgerichtete Bewegungen auszuführen bzw. Bewegungen zu koordinieren. Von dieser Einschränkung ist auch die Bewegungsfähigkeit der Sprechmotorik – also die Beweglichkeit und Koordination von Kiefer, Gaumen, Zunge, Lippen – sowie die Sprechatmung betroffen. In der Folge ist es diesen Kindern nicht bzw. nur eingeschränkt möglich, verständlich sprechen zu lernen – in der Fachsprache spricht man von einer schweren Dysarthrie. Hierbei handelt es sich also primär um eine Störung des Sprechens, die sich allerdings im Laufe der kindlichen Entwicklung zu einer Störung der Sprache auswachsen kann, da das Kind keine Möglichkeit hat, sich alle Teilbereiche von Sprache passiv anzueignen. Dies kann letztlich in einer schweren Kommunikationsstörung gipfeln. Das betroffene Kind hat dann keine andere Möglichkeit mehr, als sich über (i.d.R. sozial unerwünschtes) Verhalten mitzuteilen.

In der traditionellen Sprachtherapie wird mit Hilfe entsprechender therapeutischer Verfahren versucht, dem Kind das Sprechen zu ermöglichen. Hier wird die Bewegungsfähigkeit der Artikulationsorgane des Kindes verbessert. Dies ist ein sehr mühsamer, langwieriger und trotzdem in vielen Fällen kein erfolgreicher Prozess. Das grundsätzliche Kommunikationsbedürfnis des Kindes wird häufig nicht ausreichend befriedigt (s. Kap. *Beginn bei Kindern).* Aus diesem Grund ist es erstrebenswert, dem betroffenen Kind mit der Methode der Unterstützten Kommunikation Möglichkeiten zu eröffnen sich mitzuteilen, Bedürfnisse zu äußern und seine sprachlichen Kompetenzen über den Bereich der Lautsprache hinaus zu entwickeln. Besonders die Augensteuerung ermöglicht diesen Kindern eine schnellere und gezieltere Bedienung der Talker. Diese Technik erfasst die Augenbewegungen weitgehend erfolgreich, auch wenn lediglich ein Auge gezielt fixieren kann.

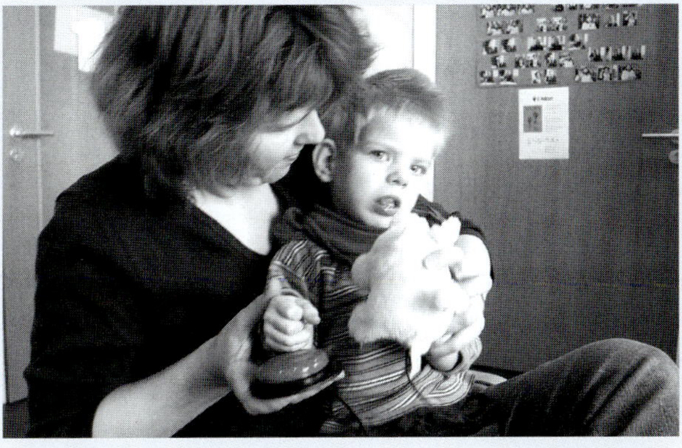

Abb. 3: Das Kind setzt mithilfe eines Tasters ein batteriebetriebenes Spielzeug in Bewegung

Kinder mit Mehrfachbehinderung bzw. Schwerstbehinderung

Mit dieser Bezeichnung sind Kinder mit einer körperlichen Behinderung und einer geistigen Behinderung gemeint, die gegebenenfalls zusätzlich gehörlos, blind und/oder taktil-kinästhetisch über- bzw. unterempfindlich sind und z. T. zu hoher Epilepsieanfälligkeit neigen. Die daraus entstehenden komplexen Entwicklungserschwernisse machen eine besondere Anpassung der Unterstützten Kommunikation erforderlich.

Schwerbehinderten blinden Kindern bleibt z. B. in erster Linie das Gehör zur Wahrnehmung von Sprache. Der Einsatz körpereigener Kommunikationsformen kann nur sehr eingeschränkt genutzt werden, so dass hier tastbare Hilfen eingesetzt werden müssen. Ausgewählten Gegenständen wird eine Bedeutung zugeschrieben, die für bestimmte Aktivitäten, Personen oder Orte stehen (sogenannte Referenzobjekte). Einfache Sprachausgabegeräte (BigMack, Step-by-Step, GoTalk) können vorher aufgesprochene Aussagen wiedergeben und so zumindest eine Beteiligung an der Kommunikation sicherstellen. Komplexere Geräte können zur Orientierung mit unterschiedlichen tastbaren Oberflächen versehen werden. Eine weitere Möglichkeit der Ansteuerung ist das auditive Ansagen (Scanning). Hier wird ein komplexeres Gerät eingesetzt, das dem Kind über Kopfhörer Ansagen bezüglich der Tastenbelegung macht, so dass bei der gewünschten Belegung über einen Taster die Aussage ausgelöst werden kann. Bei diesem Prinzip muss das Kind einige Fähigkeiten mitbringen bzw. sich aneignen, um die Kommunikationshilfe erfolgreich zu bedienen.

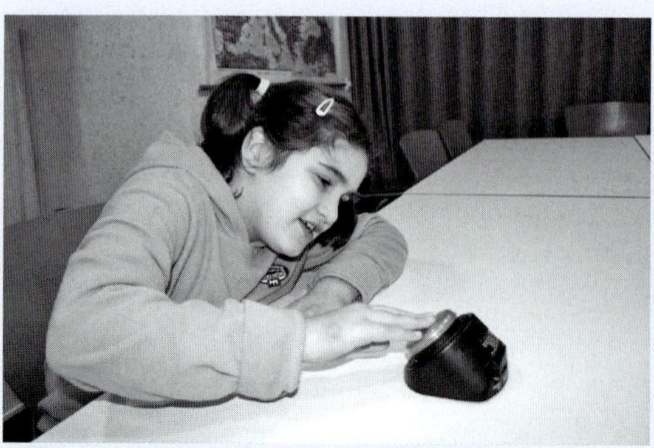

Abb. 4: Nutzung eines LITTLE Step-by-Step

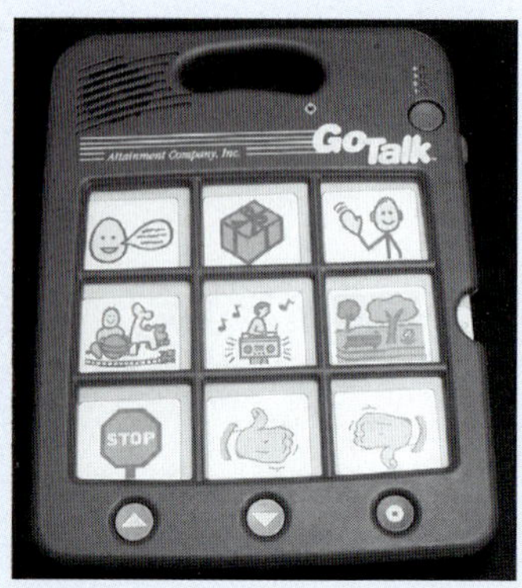

Abb. 5: GoTalk

Für taubblinde Kinder, denen weder die visuelle noch die auditive Wahrnehmung zur Verfügung steht, gibt es taktile Gebärden. Dieses eigenständige Sprachsystem beruht auf Körperkontakt durch die Hände der beiden Gesprächspartner. Der „hörende" Partner legt seine Hände auf die Hände des „sprechenden" Partners und erfühlt so die Gebärden. Bei dieser Kommunikationsform über einen einzigen Sinn, ist es besonders schwierig, die eigene Wirksamkeit zu entdecken und den Zusammenhang zwischen taktiler Gebärde und Welt herzustellen.

Kinder mit geistiger Behinderung, z. B. Down Syndrom, Rett Syndrom, Angelman Syndrom

Kinder mit einer geistigen Behinderung können aufgrund ihrer kognitiven Einschränkungen Schwierigkeiten haben, die Funktion und die Komplexität von Sprache und Sprechen zu erkennen, so dass sie kommunikativen Anforderungen verbal nicht gewachsen sind. Hier gilt es mit der Methode der Unterstützten Kommunikation Möglichkeiten des kooperativen Handelns zu finden, die für das Kind lebensbedeutsam sind, es aber nicht hinsichtlich seiner Komplexität überfordern. Das Kind muss sich selbst als handelnde Person erleben können, das in seiner Umwelt etwas bewirkt, das Befriedigung und Anerkennung verschafft. Ergänzende Kommunikationsformen haben dabei die Aufgabe, die eingeschränkte oder fehlende verbale Mitteilungsfähigkeit so zu überbrücken, dass es nicht zu immer wiederkehrenden negativen Kommunikationserfahrungen und Frustrationen kommt. Bilder, Symbolsammlungen oder die Gebärden unterstützte Kommunikation (GuK) und die Gebärden der deutschen Gebärdensprache (DGS) bieten hier die Möglichkeit, schon bei sehr kleinen Kindern die Kommunikation zu erweitern und positive, ermutigende Kommunikationserfahrungen zu machen.

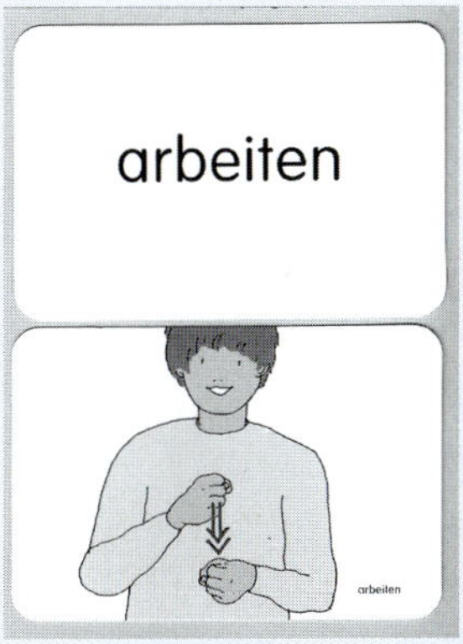

Abb. 6: GuK

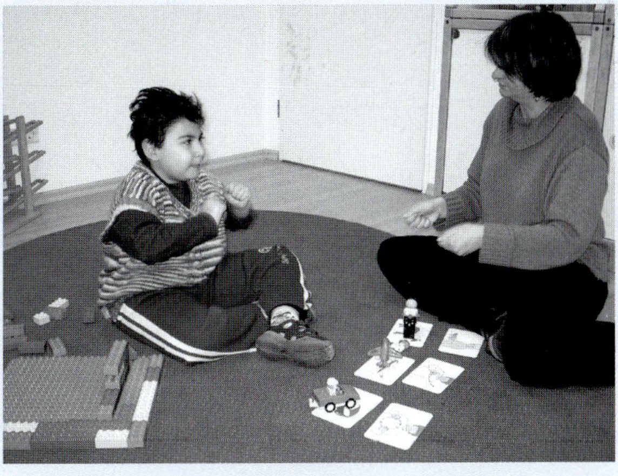

Abb. 7: Kommunikation mit Gebärden

Kinder mit Autismus-Spektrum-Störung (ASS)

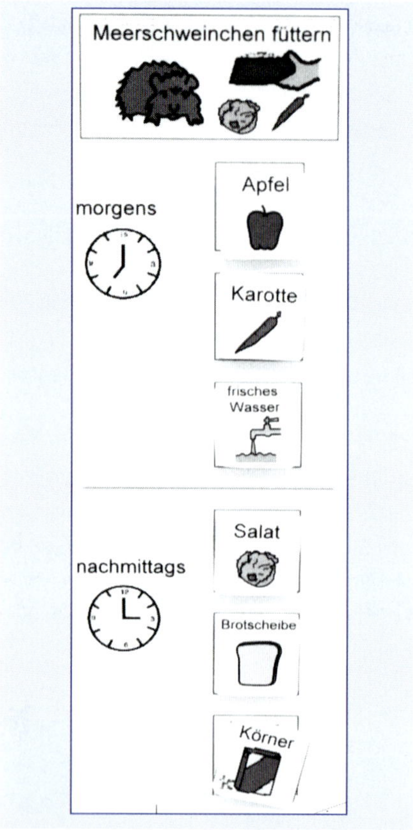

Abb. 8: Arbeitsplan eines Kindes, das die Versorgung des Haustieres auf diese Weise eigenständig leisten kann

Kinder mit ASS sind in der kommunikativen Verwendung von Sprache und in der Entwicklung sozialer Beziehungen stark eingeschränkt. Zusätzlich können sie im Bereich der kognitiven Entwicklung unterschiedlich stark beeinträchtigt sein, so dass die Anbahnung sprachlicher Kommunikation nicht unbedingt im Vordergrund stehen sollte. Hier kann mit der Methode der Unterstützten Kommunikation die Verwendung von Sprache im Alltag erarbeitet werden. Das Kind kann mit entsprechender Unterstützung lernen, seine kommunikativen Absichten auszudrücken, aber auch die Erwartungen der Gesprächspartner zu verstehen.

Als zusätzliche Hilfe können verschiedene Strukturierungshilfen (z. B. TEACCH) eingesetzt werden, die eindeutige, zuverlässige Regeln bieten und durch den Einsatz sichtbarer Informationen das Hören entlasten. Dem ausgesprochen flüchtigen Charakter von Sprache steht die Präsenz von Gegenständen, Bildern bzw. Symbolen zur Kommunikation als Gedächtnisstütze gegenüber, mit denen Zusammenhänge verdeutlicht, komplexe Situationen vereinfacht und Abläufe nachvollziehbar gemacht werden.

Kinder mit Entwicklungsstörungen unklarer Genese

Immer wieder werden Kinder in der sprachtherapeutischen Praxis vorgestellt, die aus unbekannten Gründen nicht beginnen zu sprechen. Hier sollte von ärztlicher Seite grundsätzlich geklärt sein, dass das Kind hört, sieht und es keine organische Veranlassung dafür gibt, dass es nicht spricht. Der Spracherwerb ist ein Prozess, der einem individuellen Tempo unterliegt. So gibt es sogenannte „Late Talker", die deutlich später anfangen zu sprechen als andere Kinder und durchaus auch ein Risiko haben, eine Sprachauffälligkeit zu entwickeln. Die Maßnahmen der Unterstützten Kommunikation können in dieser Situation dem Kind und seinen Eltern den Druck nehmen, der durch die nicht geglückte Kommunikation verursacht worden ist, und ihnen eine Möglichkeit an die Hand geben, gemeinsam ihren Alltag kommunikativ zu bewältigen. Erfahrungen mit Unterstützter Kommunikation zeigen, dass sich in einer auf diese Weise entspannten Situation dann häufig doch die Lautsprache entwickelt – auf keinen Fall wird sie dadurch verhindert.

Zielgruppe Erwachsene

Zum Personenkreis der erwachsenen Menschen, die von den Methoden der Unterstützten Kommunikation profitieren können, zählen Menschen,

- die nicht (mehr) verständlich sprechen können
- die Sprache nicht mehr korrekt einsetzen können
- die sich für eine begrenzte Zeit, z. B. aufgrund einer Operation, nicht mehr lautsprachlich verständigen können.

Erfahrungen mit Unterstützter Kommunikation liegen bereits für einige Zielgruppen aus dem Erwachsenenbereich vor. Der erfolgreiche Einsatz der Methoden der Unterstützten Kommunikation innerhalb der Kommunikationstherapie ist aber auch bei anderen Erwachsenen, die kaum oder nicht sprechend sind denkbar.

Dysarthrie/Anarthrie	
■ Amyotrophe Lateralsklerose (ALS)	■ Progressive Supranukleäre Blickparese (PSP)
■ Morbus Parkinson	■ Locked-in-Syndrom
■ Multiple Sklerose (MS)	■ Bei Erwachsenen mit angeborener Behinderung
■ Chorea Huntington	
Aphasie	
■ Schlaganfall	■ Schädel-Hirn-Trauma
Progressive Aphasie	
■ Demenz	
Sprechapraxie	
■ Schlaganfall	■ Schädel-Hirn-Trauma

Abb. 9: Anwendungsgebiete bei Erwachsenen

Erwachsene mit schwerer Dysarthrie

Als Dysarthrie/Dysarthrophonie werden zentral-organische Störungen des Sprechens bezeichnet, die Störungen der Atmung, der Stimmgebung und der Artikulation in unterschiedlicher Ausprägung beinhalten. Die schwerste Form der Dysarthrie, bei der gar keine eigene Lautsprache möglich ist, wird häufig Anarthrie genannt.

Ursachen für eine Dysarthrie können traumatisch – z. B. durch einen Unfall mit Schädel-Hirn-Trauma (SHT) –, vaskulär – z. B. durch einen Schlaganfall –, tumorös oder degenerativ – z. B. bei fortschreitenden Erkrankungen (s. u.) – sein. Ebenso gehören zu den Ursachen frühkindliche Hirnschädigungen oder Syndromerkrankungen, die im Kindesalter zu einer Dysarthrie führen und ein Leben lang andauern.

Bei der beschriebenen Personengruppe handelt es sich um Menschen, die ihr Sprechvermögen nach Abschluss ihrer Sprachentwicklung durch ein plötzliches Ereignis oder eine Erkrankung verlieren oder deren Sprechvermögen stark eingeschränkt wird. Zum anderen zählen zu dieser Personengruppe aber auch Menschen, deren Sprachentwicklung durch die vorliegende zentral-organisch bedingte Sprechstörung beeinflusst wurde.

Menschen mit einer Dysarthrie sprechen oft sehr langsam und verwaschen, da sie ihre Sprechbewegungen aufgrund von Lähmungen und/oder Koordinationsstörungen nur sehr mühsam und ungenau durchführen können. Hierdurch werden sie von vielen ihrer Mitmenschen falsch oder gar nicht verstanden. Zudem ist das Sprechen für sie sehr anstrengend, so dass Menschen mit Dysarthrie im Gesprächsverlauf schneller ermüden und daher ihre Gesprächsanteile reduzieren oder gar schweigen. Sowohl die Betroffenen selbst als auch ihre Gesprächspartner bringen manchmal nicht die nötige Geduld auf, die Missverständnisse oder das Nicht-Verstehen zu klären, und brechen das Gespräch ab. Einige Betroffene vermeiden sogar das Sprechen, um sich diesen Missverständnissen, Verständniskrisen und der wachsenden Ungeduld mancher Mitmenschen nicht auszusetzen. Sie ziehen sich aus den bestehenden sozialen Kontakten in Familie, Freundeskreis und Nachbarschaft zurück.

Eine reine Dysarthrie bezieht sich in ihrem Erscheinungsbild immer nur auf Störungen von Artikulation, Atmung und/oder Stimmgebung. Liegt keine zusätzliche Aphasie vor (die auch von Schlaganfällen oder SHT verursacht werden kann), sind die Sprachfunktionen Sprachverständnis, Wortfindung, Lesen und Schreiben nicht beeinträchtigt. Deshalb kann der Einsatz von Buchstabentafeln oder Kommunikationshilfen, die geschriebene/eingetippte Wörter und Sätze in Lautsprache umwandeln, eine große Hilfe sein. Der Einsatz von Schriftsprache ermöglicht es, dass alle Gedanken, Ideen, Wünsche mitgeteilt werden können.

Die technischen Hilfen können in der Regel gut, auch bei vorliegenden starken körperlichen Behinderungen, an die motorischen Fähigkeiten der Benutzer angepasst werden (Ansteuerung).

1	2	3	4	5	6	7	8	9	0	
Q	W	E	R	T	Z	U	I	O	P	Ü
A	S	D	F	G	H	J	K	L	Ö	Ä
Y	X	C	V	B	N	M	Neues Wort	Ich fange noch einmal an		

Abb. 10: PC-Buchstabentafel

Stehen solche Hilfsmittel zur Verfügung, besteht die Möglichkeit, bei drohenden Missverständnissen oder zunehmender Ermüdung auf ein anderes Kommunikationsmittel auszuweichen. Der variable Einsatz der Unterstützten Kommunikation trägt so ergänzend zur eigenen Lautsprache zu einer effektiveren und zufrieden stellenderen Kommunikation bei. Soziale Kontakte in den unterschiedlichen Lebensbereichen können aufrechterhalten und eine soziale Isolation vermieden werden.

Dysarthrie bei neurologischen Erkrankungen

Amyotrophe Lateralsklerose (ALS) ist eine progrediente Erkrankung des zentralen Nervensystems. Mit dem Fortschreiten der Erkrankung kommt es neben dem Abbau anderer motorischer Fähigkeiten auch zu einem Nachlassen des Sprechvermögens (Dysarthrie).
Die Betroffenen erleben im Krankheitsverlauf, dass Kommunikation anstrengend wird. Zunächst werden sie von Außenstehenden schlecht verstanden, zu einem späteren Zeitpunkt können auch vertraute Personen die Lautsprache nicht mehr verstehen. Es treten vermehrt Missverständnisse und Unsicherheiten im Kontakt mit anderen auf und die Betroffenen können unter Umständen ihre eigenen Belange nicht mehr selbstständig regeln. Entsprechend den Veränderungen der eigenen lautsprachlichen Fähigkeiten bieten einzelne Bausteine der Unterstützten Kommunikation zunächst in bestimmten Situationen Entlastung und Unterstützung, indem sie ergänzend eingesetzt werden. Im weiteren Verlauf der Erkrankung, bei Verlust der eigenen Lautsprache, können sie diese dann ersetzen. Je nach den motorischen Fähigkeiten der Erkrankten können Kommunikationstafeln durch direktes Zeigen auf der Tafel oder durch Abfragen eines Begleiters (Partner-Scanning) genutzt werden. Auch der Einsatz elektronischer Kommunikationshilfen ist durch eine individuelle Anpassung der Geräte möglich. Der frühzeitige Einsatz von Unterstützter Kommunikation lässt dem Betroffenen Zeit, sich in die Handhabung komplexer elektronischer Kommunikationshilfen, die in späteren Stadien der Erkrankung eine große Erleichterung darstellen können, einzuarbeiten.

Das **Parkinson Syndrom** ist eine neurologische Erkrankung, deren Symptome sich schleichend verstärken. Neben den bekannten ganzkörperlichen Beeinträchtigungen kann sich auch die Sprechfähigkeit verändern. Häufig reduziert sich die Möglichkeit, durch entsprechende Mimik

Gefühlen differenziert Ausdruck zu verleihen, da sich die Bewegungsfähigkeit der Gesichtsmuskulatur vermindert und das Gesicht sehr maskenhaft wirkt. Eine Kompensation der unzureichenden Sprechfähigkeit durch Schreiben mit Stift und Papier kann aufgrund von Veränderungen in der Feinmotorik nicht immer eingesetzt werden. Die Schrift von Parkinson-Patienten wird zunehmend klein und eng. Rundungen an Buchstaben fallen den Patienten schwer und sie müssen oftmals absetzen. Buchstabentafeln oder eine „sprechende Schreibmaschine", die Schriftsprache in gesprochene Sprache umwandelt, sind jedoch recht gut einsetzbar.

Dysarthrien treten auch als Symptom der **Multiplen Sklerose (MS)** auf. Im Rahmen dieser chronisch-entzündlichen Erkrankung des zentralen Nervensystems verändern sich die Symptome schubartig, teilweise mit Rückbildungen oder aber sie nehmen chronisch, ohne zwischenzeitliche Rückbildungen, zu. Nicht-elektronische Kommunikationshilfen wie Buchstabentafeln lassen sich schnell und preiswert herstellen. Bei schubartigen Krankheitsverläufen mit der Tendenz zu Rückbildungen bieten sie eine effektive und unkomplizierte Verständigungshilfe, wenn die eigene Sprechfähigkeit nicht mehr ausreicht. Ist jedoch abzusehen, dass das Ausmaß der Sprechstörung stetig zunimmt, ist der Einsatz einer Kommunikationshilfe mit Sprachausgabe sinnvoll. Durch sie erreichen die Patienten ein größeres Maß an kommunikativer Selbstbestimmung und Selbstständigkeit. Die Patienten können telefonieren, jemanden rufen, sich mit jemandem unterhalten, der nicht im selben Raum ist. Sie sind nicht (wie bei dem Einsatz einer Buchstabentafel) darauf angewiesen, dass der Gesprächspartner die gezeigten Buchstaben mitliest.

Chorea Huntington, eine fortschreitende degenerative Nervenerkrankung, zählt ebenfalls Sprechstörungen zu ihren Symptomen. Begleitet wird dieser Krankheitsprozess von einer fortschreitenden Demenz. Symbole, kombiniert mit Schriftsprache, können den betroffenen Menschen helfen, sich besser im Alltag zurechtzufinden, indem der Tagesablauf verdeutlicht wird. Sie sind ebenso Orientierungshilfe im Sinne von *„Was passiert als Nächstes?"* wie Erinnerungshilfe *„Was habe ich heute schon gemacht?"*. Das Anlegen von Kommunikationstagebüchern, in denen durch Bild und Schrift Ereignisse, Besuche, besondere Aktivitäten u. Ä. dokumentiert werden, hilft, sich zu erinnern, und bietet Gesprächsanlässe.

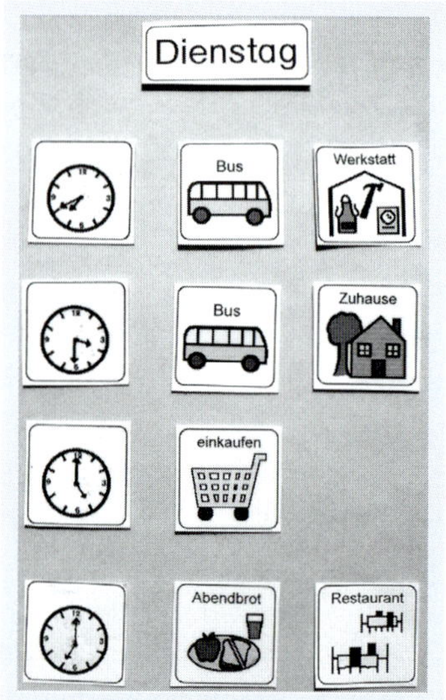

Abb. 11: Tagesablauf

Progressive Supranukleäre Blickparese (PSP) oder auch Steele-Richardson-Olszewski-Syndrom (SRO) ist eine progressive neurodegenerative Erkrankung, in deren Verlauf die Patienten ihre Kommunikationsmöglichkeiten verlieren. Bisher können der Krankheitsverlauf und die damit einhergehenden Symptome medikamentös nicht wirksam beeinflusst werden.
Die gesamtmotorischen Fähigkeiten verschlechtern sich deutlich. Das wirkt sich auf die Sprechmotorik aus, so dass die Patienten eine schwere Dysarthrie entwickeln, außerdem ist die Feinmotorik betroffen, so dass das Schriftbild nicht mehr leserlich ist (Mikrografie) und zusätzlich können die Augen nicht mehr willentlich bewegt werden (supranukleäre Blickparese).
Die sprachtherapeutische Arbeit muss sich aufgrund des schnellen Fortschreitens der Erkrankung, neben der funktionstherapeutischen Behandlung zum Erhalt der sprachlichen Fähigkeiten frühzeitig um alternative Kommunikationshilfsmittel bemühen, die die Teilhabe des Patienten ermöglichen. Die Betroffenen werden zunehmend geistig unflexibel, so dass sie den hohen Lernaufwand für eine Kommunikationshilfe nur schwer leisten können. Die sehr individuelle Therapie muss den Krankheitsverlauf bei der Auswahl der Hilfsmittel stark berücksichtigen. So kann z. B. ein Touch-Screen aufgrund des Verlustes der räumlichen Sehfähigkeit nicht erfolgreich bedient werden. Kommt es zur funktionellen Blindheit, muss das System auf auditives Scanning umschaltbar sein.

Beim **Locked-in-Syndrom** kann sich der Betroffene aufgrund eines Schlaganfalles, einer Hirnblutung bzw. eines Schädel-Hirn-Traumas (im Bereich des Pons) bei vollem Bewusstsein nicht mehr bewegen. Lediglich vertikale Augenbewegungen sind durchführbar. Es ist keine Verständigung über Sprache oder Bewegungen möglich. Intensive therapeutische Maßnahmen können die Gesamtsituation des Betroffenen verbessern. Der Einsatz der Unterstützten Kommunikation versetzt den Patienten in die Lage, aktiv und selbstbestimmt zu kommunizieren.

Dysarthrie aufgrund einer angeborenen Behinderung

Eine steigende Anzahl erwachsener Menschen lebt aufgrund einer frühkindlichen, angeborenen Behinderung oder aufgrund eines Unfalls im Kindesalter mit einer schweren Dysarthrie. Mit einigen von ihnen ist vielleicht schon in der Kindheit ein Kommunikationssystem erarbeitet worden. Veränderte Lebenssituationen wie zum Beispiel der Eintritt ins Berufsleben (Werkstatt) oder eine veränderte Wohnsituation (Selbstständiges bzw. betreutes Wohnen, Wohnheim) können eine Umstrukturierung und/oder Erweiterung des Kommunikationssystems erforderlich machen. Hierunter fällt die Bereitstellung von aktuellem Vokabular, d. h. Einführung von Gebärden und/oder Symbolen für Wörter und Sätze, die in den neuen Alltagssituationen gebraucht werden, bzw. die Speicherung der entsprechenden Wörter und Sätze auf einer elektronischen Kommunikationshilfe. Ebenso machen veränderte motorische Fähigkeiten es manchmal notwendig, das Kommunikationssystem neu anzupassen. Vielleicht muss aufgrund der Arbeitsplatzsituation nach einer neuen Ansteuerungsart gesucht, eine andere elektronische Kommunikationshilfe, die den aktuellen Fähigkeiten entspricht, beantragt oder eine weitere Kommunikationsform ins System eingefügt werden.

Ein anderer Teil dieser Personengruppe hatte im Kindes- und Jugendalter nicht die Möglichkeit, durch die Methoden der Unterstützten Kommunikation alternative Wege zur Kommunikation zu entwickeln. Die Ursachen hierfür sind sehr unterschiedlich und oft treffen mehrere Aspekte zusammen. Zum einen ist das Fachgebiet der Unterstützten Kommunikation in Deutschland noch jung. Zum anderen wurde es zunächst im Bereich der Körperbehindertenpädagogik innerhalb der Schulen eingesetzt und wird nun zunehmend in der Sprach- und Geistigbehindertenpädagogik angewendet. Auch im therapeutischen Bereich findet Unterstützte Kommunikation in den letzten Jahren verstärkt Verbreitung.

Diese Personengruppe ist ebenfalls aufgrund der bestehenden Sprechbehinderung in der Teilhabe an vielen Alltagssituationen eingeschränkt. Sie können u.U. am Gruppengeschehen nicht angemessen teilnehmen, haben wenig Einfluss auf die Arbeitsabläufe oder können mit ihren Mitbewohnern oder Arbeitskollegen nur sehr eingeschränkt kommunizieren. Äußerungen wie:

„Gestern haben wir etwas sehr Aufregendes unternommen! Wir …"
„Lass mich in Ruhe. Ich habe Kopfschmerzen!" oder
„Warum muss ich das so machen?"

sind ihnen oftmals nicht möglich. Trotz des fortgeschrittenen Lebensalters können diese Personen durch den Einsatz individuell ausgewählter körpereigener Kommunikationsmittel und der ihren Bedürfnissen entsprechenden nicht-elektronischen und elektronischen Hilfen zu einer differenzierteren und erfolgreicheren Kommunikation gelangen. Hierbei ist natürlich zu beachten, dass diese Menschen unter Umständen über einen sehr langen Zeitraum sehr eingeschränkte Kommunikationsmittel zur Verfügung hatten. Sie haben sich auf diese Situation und die Kommunikationsangebote des Umfelds eingestellt. Veränderungen in solchen sehr gefestigten Strukturen erfordern oftmals ein langsames und behutsames Vorgehen.

Gemeinsam erarbeitete Tagespläne, aus denen die geplanten Aktivitäten deutlich sichtbar und damit kommunizierbar werden, können erste Hilfen sein, den eigenen Alltag selbstbestimmter zu gestalten. Die Einführung von Gebärden, Symboltafeln oder elektronischen Kommunikationshilfen kann die Kommunikation mit Arbeitskollegen erleichtern und Missverständnissen vorbeugen. So wird beispielsweise jemand, der sich mit einer eindeutigen Gebärde abmeldet, weil er am Kiosk etwas einkauft, nicht mehr hektisch gesucht, weil er plötzlich vermisst wird.

Erwachsene mit expressiver Aphasie

Bei einer Aphasie handelt es sich um eine nach Abschluss der Sprachentwicklung erworbene Sprachstörung. Je nach Ausprägung können Störungen in der Sprachproduktion (Sprechen), im Sprachverständnis (Verstehen) und/oder der geschriebenen Sprache (Lesen, Schreiben) in unterschiedlichen Schweregraden auftreten. Eine Aphasie tritt plötzlich, aufgrund einer neurologischen Erkrankung, meist aufgrund eines Schlaganfalls, auf. Die Betroffenen und ihre Kommunikationspartner geraten von einem Moment zum anderen in die Situation, sich nicht mehr ausreichend über die gewohnten Kommunikationswege verständigen zu können. So kann es sein, dass komplexe, verschachtelte Sätze nicht richtig verstanden werden, dass die Worte, die in der inneren Sprache vorhanden und gemeint sind, nicht mehr ausgesprochen werden können. Selbst einfache Grundbedürfnisse und Gedanken können nicht mehr mitgeteilt werden. Die traditionelle Sprachtherapie greift hier mit strukturierten, aufeinander aufbauenden Übungen ein und versucht die sprachlichen Kompetenzen wieder herzustellen. Bei schweren Aphasien ist oftmals eine langjährige sprachtherapeutische Behandlung erforderlich. Was diese gravierende Kommunikationsbehinderung an Hilflosigkeit, Einsamkeit und Verzweiflung auslöst, ist für sprechende Menschen kaum vorstellbar. Die starke sprachliche Behinderung führt zu umfangreichen Kontaktschwierigkeiten und drohender Isolation, wenn die betroffenen Menschen sich nicht mehr an Gesprächen oder der Gestaltung von Alltagssituationen beteiligen können. Problematisch ist es, wenn sich die Angehörigen oder andere Bezugspersonen, z. B. im Wohnheim, unbewusst auf dieses Schweigen einstellen und den Menschen mit einer Aphasie nur selten in ihre sozialen Kontakte und Alltagsentscheidungen mit einbeziehen. Die soziale Isolation wird hierdurch unabsichtlich verstärkt. Besonders bei Menschen mit schweren Störungen in der Sprachproduktion kann der ergänzende Einsatz Unterstützter Kommunikation die Verständigung zwischen den Menschen mit Aphasie und ihren Kommunikationspartnern erleichtern. Stehen im Alltag z. B. auf einer Kommunikationstafel Symbole oder Fotos zur Verfügung, kann der Betroffene durch Zeigen Gesprächsthemen auswählen oder Teilaspekte zu einem Gesprächsverlauf hinzufügen.

Aufgrund der umfassenden Sprachstörung ist es möglich, dass der Aphasiker nur einzelne Symbole/Wörter zeigt oder mit Hilfe einer elektronischen Kommunikationshilfe sagt. Damit die Verständigung trotzdem gelingt, bedarf es feinfühliger und geduldiger Gesprächspartner, die durch gezielte Fragetechniken dem gemeinten Inhalt genau nachforschen.

Hier ein Gesprächsausschnitt, in dem mehrere Kommunikationsbausteine miteinander verbunden wurden:

Mann mit Aphasie:	*zeigt auf ein Symbol für Apotheke*
Ehefrau:	Du meinst die Apotheke.
Mann mit Aphasie:	*nickt*
Ehefrau:	Ich weiß nicht, was mit der Apotheke los ist. Deine Medikamente sind alle da.
Mann mit Aphasie:	*schreibt: O*
Ehefrau:	Wegen Oma?
Mann mit Aphasie:	*nickt, zeigt auf der Tafel auf das Symbol Spritze*
Ehefrau:	Ach, du meinst, ich soll Omas Spritze abholen. Die muss erst noch geliefert werden. Morgen kann ich sie dann abholen.

Erwachsene mit Sprechapraxie

Ein Schlaganfall sowie ein Schädel-Hirn-Trauma können eine Sprechapraxie verursachen. Diese tritt meist nicht isoliert auf, sondern gemeinsam mit einer Aphasie. Die automatisierten Sprechbewegungen können von diesen Patienten teilweise oder gar nicht mehr abgerufen werden. Bei Sprechversuchen kommt es zu Suchbewegungen der Artikulationsorgane, die nicht zu erfolgreicher Kommunikation führen. In schweren Fällen mit der Konsequenz, dass sie sich verbalsprachlich nicht mehr verständigen können. Das gleichzeitige Auftreten mit einer Aphasie macht außerdem den Einsatz von Schriftsprache schwierig. Die therapeutische Behandlung dieses Störungsbildes ist langwierig und führt nicht unbedingt zur früheren Sprechfähigkeit zurück. Die Betroffenen können mit Hilfe der Methode der Unterstützten Kommunikation ihre Bedürfnisse mitteilen und am gesellschaftlichen Leben teilhaben. Das Vorgehen ähnelt dem im Kapitel ‚Erwachsene mit einer expressiven Aphasie' beschriebenen Vorgehen.

Erwachsene mit progressiver Aphasie

Progressive Aphasie bezeichnet hirnorganische Sprachstörungen, die als Folge von Aufmerksamkeits- und Gedächtnisstörungen entstehen. Dies ist z. B. bei einer Demenzerkrankung der Fall. Demenz ist eine fortschreitende Erkrankung des Gehirns, die zu Gedächtnisverlust, kognitiven, sprachlichen sowie motorischen Einschränkungen führt und die Handlungsfähigkeit des Betroffenen erheblich einschränkt. Zu den sprachlichen Veränderungen gehören Wortfindungs- und Benennstörungen, Störungen des Textverständnisses, häufiges Verwenden von Floskeln und Verlieren des „roten Fadens". Mit fortschreitendem Verlauf der Demenz nimmt die Sprachproduktion ab und das Sprachverständnis wird zunehmend schlechter. Sprache kann im späten Stadium kaum noch zur Kommunikation eingesetzt werden.

Als therapeutische Hilfe und zur Bewältigung des Alltags eignet sich die Methode der Unterstützten Kommunikation. Z. B. können Handlungsabläufe visualisiert, schrittweise dargestellt und abgearbeitet werden (s. TEACCH).

| Wann sollte Unterstützte Kommunikation eingesetzt werden?

Beginn bei Kindern

Unterstützte Kommunikation sollte so früh wie möglich in die (Sprach-)Therapie integriert werden. Ziel ist es, den Eltern und Bezugspersonen den Einsatz alternativer Kommunikationsformen im Alltag praktisch zu vermitteln. Einerseits kann die Familie so erfolgreiche Kommunikation erleben und andererseits die Sprachentwicklung ihres Kindes fördern. Die Anwendung der Unterstützten Kommunikation und die Entwicklung von Lautsprache bzw. die Anbahnung von Lautsprache durch eine Artikulationstherapie schließen sich nicht aus. Die Angst, dass ein Kind aufgrund der alternativen Kommunikationsmöglichkeiten nicht sprechen lernt, ist unbegründet. Jeder Mensch kommuniziert von Beginn seines Lebens an. Bei Störungen des Kommunikationsprozesses sollte deshalb konsequenterweise so bald wie möglich eine Intervention einsetzen, um Folgeprobleme zu vermeiden. In der Sprachentwicklung gibt es sensible Phasen, in denen bestimmte Fähigkeiten, wie z. B. die Regeln der Grammatik, ganz selbstverständlich entwicklungslogisch gelernt werden; verpasst man diese, ist ein ungleich höherer Aufwand erforderlich, z. B. in Form von Sprachtherapie, um das Gleiche zu erreichen.

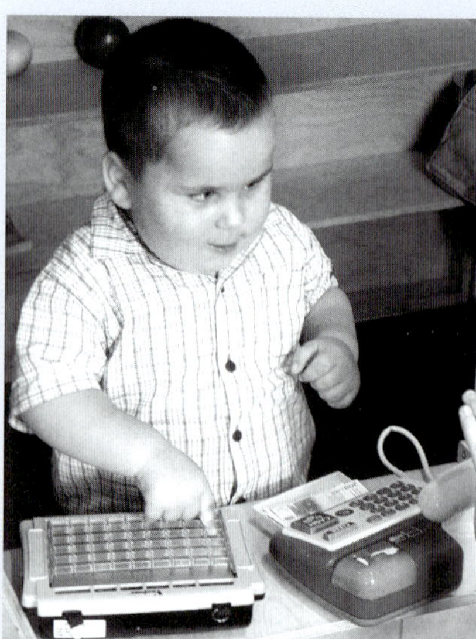

Abb. 12: Der Talker ermöglicht dem Kind die aktive Gestaltung seiner Rolle als Verkäufer

Der möglichst frühe Einsatz von Unterstützter Kommunikation ermöglicht es dem Kind, Kommunikation als lohnend und erstrebenswert anzusehen. Selbst die Verwendung von elektronischen Kommunikationshilfen bei 2- bis 3-jährigen Kindern ist denkbar. Häufig wird die Sorge geäußert, dass das Kind vielleicht nicht anfangen würde zu sprechen, weil es mit Hilfe seiner Gebärden, Kommunikationstafeln bzw. elektronischen Sprechhilfe kommuniziere und daher die Lautsprache nicht nutzen würde. Diese Sorge erweist sich als unbegründet, vielmehr ist es so, dass mit Hilfe der Unterstützten Kommunikation die Bereitschaft und das Interesse geschaffen werden kann, auch

Lautsprache einzusetzen. Mit Unterstützter Kommunikation kann man das Sprechen lernen, vor allem aber wird die Sprachentwicklung im Sinne der Entwicklung des Sprachverständnisses und der Einsicht in die Regelhaftigkeit von Sprache unterstützt. Es geht nicht darum, entweder Artikulationstherapie oder Kommunikationsförderung anzubieten, sondern im Idealfall um ein sowohl als auch. Ziel ist immer, ein für das Kind individuell zugeschnittenes Kommunikationssystem zu entwickeln. In vielen Fällen wechselt das vom Kind akzeptierte Medium zwischen Gebärden, Symbolen, Talkern und Sprechen hin und her, abhängig vom jeweiligen Entwicklungsstand, persönlichen Interessen und den Kompetenzen des Gesprächspartners. Diese Vielseitigkeit ist auch insofern hilfreich, als dass es immer wieder Gesprächspartner gibt, mit denen ein Medium deutlich effektiver in der Kommunikation genutzt werden kann als das andere: Manchmal möchte sich das Kind laut mitteilen, z. B. im Gruppengeschehen, mal geht es um ein Gespräch zu zweit, mal ist ein Gesprächspartner mit dem Medium vertraut, der nächste ist es aber nicht. Das Kommunikationsmedium muss sich außerdem der Situation anpassen: Es kommt drinnen und draußen, im Schwimmbad und im Restaurant zum Einsatz.

Ein schöner Gesprächsanlass ist das sogenannte „Ich-Buch", in dem sich das Kind mit Bildern vorstellt, von sich, seiner Familie und seinen Freunden erzählt und über seine Vorlieben und Abneigungen berichtet. Hier findet jeder einen Anknüpfungspunkt für ein nettes Gespräch.

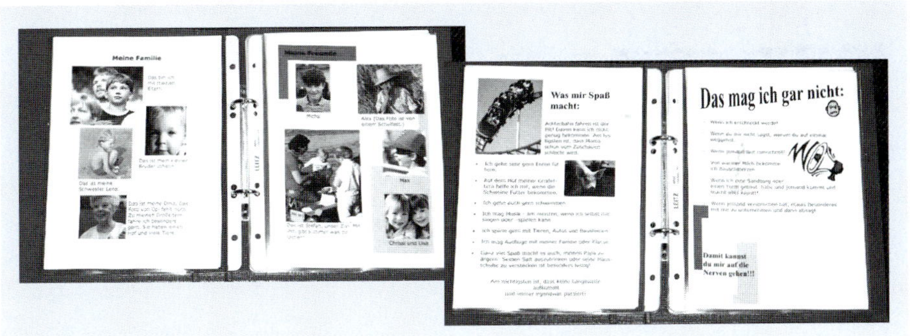

Abb. 13a: Ich-Buch

Ein solches Ich-Buch sollte auch für Kinder (Jugendliche oder Erwachsene) hergestellt werden, die sich innerhalb ihrer Kommunikationsentwicklung noch am Anfang befinden. Ich-Bücher enthalten in der Regel auch eine Rubrik, in der die verschiedenen Kommunikationsmöglichkeiten und Reaktionen in bestimmten Situationen erklärt werden. Sie sind so eine große Hilfe im alltäglichen Umgang und eine große Hilfe für Bezugspersonen, die neu oder nur kurzzeitig mit dem unterstützt kommunizierenden Menschen im Kontakt sind.

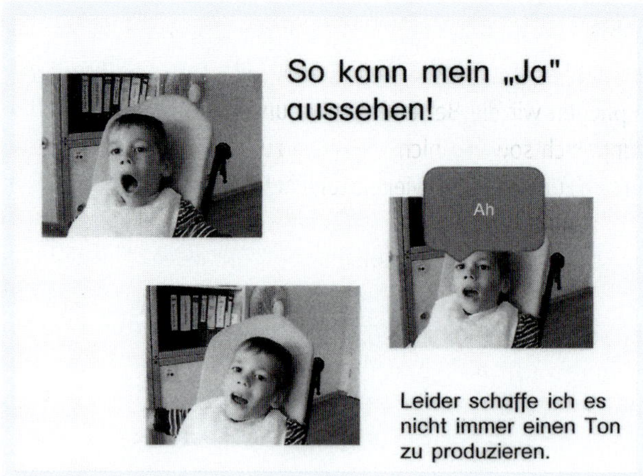

Abb. 13b: Beispiel für eine Darstellung der individuellen Kommunikationsmöglichkeit innerhalb eines Ich-Buches

Ein wichtiger Hinweis für Texte in Ich-Büchern oder Erzählungen in Erzähl-Tagebüchern sowie auf aktuellen Tasten ist, dass diese in der Ich-Form geschrieben und/oder gesprochen sein sollten. Es handelt sich hier um Medien, die die Individualität des Nutzers widerspiegeln, wenn es den Bezugspersonen gelingt, die Nachrichten mit entsprechender Wortwahl und einem persönlichen Erzählstil zu formulieren.

Beginn bei Erwachsenen

Dort, wo sich Menschen aufgrund einer vorliegenden Behinderung oder Erkrankung nicht mehr ihrem Kommunikationsbedürfnis entsprechend effektiv mit ihrer eigenen Lautsprache verständigen können, sollten so früh wie möglich Bausteine der Unterstützten Kommunikation eingesetzt werden. Selbstbestimmung und Eigenständigkeit in der Gestaltung des Alltags bleibt ihnen so möglich und der soziale Kontakt zu Familie, Freunden und Bekannten wird aufrechterhalten.

Der Einsatz von Unterstützter Kommunikation und Lautsprache schließt sich natürlich auch im Erwachsenenbereich nicht aus. Im Rahmen einer umfassenden sprachtherapeutischen Intervention bei Aphasie, Dysarthrie oder Sprechapraxie sollten einzelne Bausteine der Unterstützten Kommunikation neben der Arbeit an beispielsweise sprechmotorischen Übungen oder Übungen zur Verbesserung der Wortfindung oder des Sprachverständnisses ein Teil des Behandlungskonzeptes sein.

Erleben sich die Menschen mit schwerer Aphasie oder Dysarthrie in Gesprächen trotz ihrer Sprech- oder Sprachbehinderung als erfolgreich, gibt ihnen dieses oft Kraft und Mut, auch weiterhin an ihren Kommunikationsmöglichkeiten, auch der eigenen Lautsprache weiterzuarbeiten. Sie erleben, dass sich ihr Einsatz lohnt und dass er sinnvoll ist. Gelungene Kommunikation schafft soziale Zugehörigkeit, durch sie pflegen wir die Beziehungen zu unseren Mitmenschen. Hingegen führt die ständige Erfahrung, sich sowieso nicht mitteilen zu können, zu Resignation. Die betroffenen Menschen ziehen sich zurück, wollen vielleicht nicht mehr an Freizeitaktivitäten teilnehmen, keine Familienfeste besuchen oder Freunde treffen. Unter Umständen entsteht hier ein Teufelskreis, denn durch fehlende soziale Kontakte reduzieren sich wiederum Gesprächsanlässe. Frühe, gelungene Maßnahmen einer umfassenden Kommunikationsförderung können dazu beitragen, diese negative Entwicklung zu verhindern.

Ausprägungsgrad und Verlauf der jeweiligen Störung wirken darauf ein, ob die nicht-elektronischen oder elektronischen Kommunikationshilfen ein zeitweiliges oder ein dauerhaftes Kommunikationsmittel sind.

Bei einer vorübergehenden Einschränkung – beispielsweise durch eine Operation – können einfache schriftsprachbasierte Kommunikationshilfen wie eine Buchstabentafel schnell und preisgünstig zeitlich begrenzt eingesetzt werden. So kann der Patient auch weiterhin seine Belange, z. B. im Umgang mit den Ärzten und Krankenschwestern, selbstständig klären.

A	B	C	D	E	F	G	H
I	J	K	L	M	N	O	P
QU	R	S	T	U	V	W	X
Y	Z	Ä	Ö	Ü	CH	SCH	SP
ST							
ich		auch		falscher Buchstabe			
nicht		und		noch mal fragen			

Abb. 14: Buchstabentafel alphabetisch

Bei fortschreitenden Erkrankungen müssen die eingesetzten Bausteine der Unterstützten Kommunikation den veränderten Bedingungen flexibel angepasst werden, wie das folgende Beispiel zeigt:

Der Abbau des Sprechvermögens bei Amyotropher Lateralsklerose (ALS) verläuft schleichend und/oder schubartig. Zunehmend empfinden die Betroffenen das Sprechen als anstrengend. Aufgrund der verwaschenen (dysarthrischen) Aussprache treten immer öfter Missverständnisse auf. Daher sollte bereits in frühen Stadien der Erkrankung, für den Fall, dass in einem Gespräch Verständigungsprobleme auftauchen, Papier und Stift in greifbarer Nähe sein. Verfügt der Betroffene nicht mehr über eine ausreichende Handmotorik, um selbst schreiben zu können, ist eine Buchstabentafel sehr hilfreich, um die eigenen Bedürfnisse, Wünsche und Mitteilungen darzulegen. So kann der Betroffene je nach Bedarf zwischen eigener Lautsprache und Medien der Unterstützten Kommunikation wechseln. Auch wenn der Betroffene noch über eigene Lautsprache verfügt, sollte frühzeitig an den Einsatz von elektronischen Kommunikationshilfen gedacht werden, damit die Hilfen bei einer Verschlechterung des Sprechvermögens auch tatsächlich verfügbar sind. Die Auswahl eines geeigneten Gerätes, das Antrags- und Genehmigungsverfahren bei den Krankenkassen sowie die Einarbeitung in den technischen Umgang mit dem Gerät benötigen Zeit. Dies sollte unbedingt berücksichtigt werden, um eine erfolgreiche Kommunikation mit einer solchen Hilfe zu gewährleisten.

Auch bei anderen fortschreitenden Erkrankungen sollte Unterstützte Kommunikation möglichst früh dort angeboten und eingesetzt werden, wo sich die Betroffenen durch die Sprechbehinderung in ihrem Kommunikationsverhalten eingeschränkt fühlen. So haben sie je nach Stand des Erkrankungsverlaufs ausreichende Kommunikationsstrategien zur Verfügung, aus denen sie die augenblicklich effektivste einsetzen können. Dieses Ziel ist durch eine vorausschauende Behandlungsplanung und eine gute Patienten- und Angehörigenberatung, in der die Betroffenen als wichtige und kompetente Experten in eigener Sache gesehen werden, erreichbar. Die frühzeitige Bereitstellung und Erarbeitung der angeführten Kommunikationsstrategien erspart den Patienten Frustration über misslungene Kommunikation und reduziert das Gefühl der Sprachlosigkeit.

Wie funktioniert Unterstützte Kommunikation?

Kommunikation ist mehr als Sprechen. Neben der lautsprachlichen Kommunikation ermöglichen körpereigene Kommunikationsformen, nicht-elektronische und elektronische Kommunikationshilfen die Verständigung zwischen den Menschen. Sie werden unter dem Begriff Unterstützte Kommunikation zusammengefasst.

Körpereigene Kommunikationsformen

- Mimik
- Blickbewegungen
- Zeigebewegungen
- Gebärden
- Fingeralphabet
- Individuelle Zeichen
- Lautsprache
- Lautäußerungen
- Vokalisationen

Abb. 15: Körpereigene Kommunikationsformen

Unter körpereigenen Kommunikationsformen versteht man den Einsatz von Mimik, Blick- und Zeigebewegungen, Gebärden, des Fingeralphabets, individuelle, vom Betroffenen selbst entwickelte Zeichen, aber auch Lautsprache, Lautäußerungen und Vokalisationen. So können Ja und Nein durch Kopfnicken und -schütteln, aber auch durch Blick nach oben bzw. unten angezeigt werden. Mit den Personen, die über eine gute Handbeweglichkeit und Nachahmungsfähigkeit verfügen, können Gebärden der Deutschen Gebärdensprache (DGS) oder aus anderen Gebärdensammlungen wie z. B. *„Schau doch meine Hände an"* oder Gebärdenunterstützte Kommunikation (GuK) eingeübt werden. Viele entwickeln aber auch individuelle Zeichen, die sie zur Kommunikation einsetzen: z. B. Schmatzen als Symbol für *„essen"*.

Der Einsatz von Gebärden erweist sich besonders dort als sinnvoll, wo das soziale Umfeld ohnehin mit Gebärden kommuniziert. Werden also neben dem familiären Rahmen auch im Kindergarten – sowohl von den Erzieherinnen als auch den anderen Kindern – Gebärden innerhalb der Kommunikation systematisch gelernt und eingesetzt, dann kann das Erlernen von Gebärden gewinnbringend sein. Der Ort der Beschulung des Kindes sollte, bei erfolgreichem Einsatz der Gebärden, entsprechend ausgewählt werden. Ansonsten entsteht unter Umständen das Problem, dass der Betroffene gebärdet, er aber leider keinen Gesprächspartner findet, der ihn versteht.

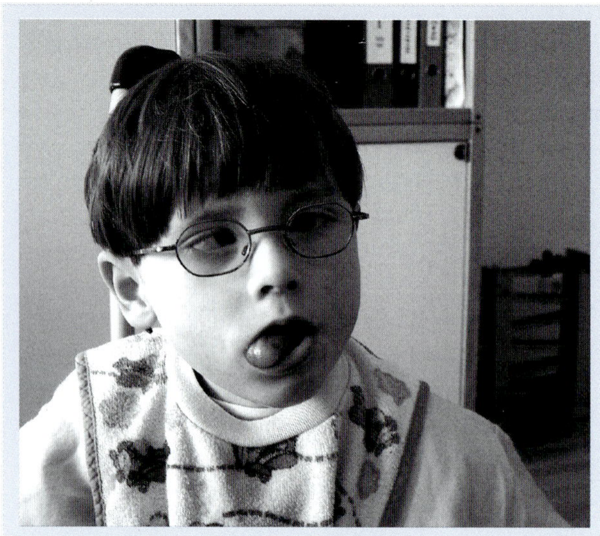

Abb. 16:
Individuelles Zeichen „essen"

Körpereigene Kommunikationsformen haben den Vorteil, dass man sie immer dabei hat. Dadurch sind sie schnell und spontan verfügbar und ortsunabhängig einsatzbereit. Häufig sind diese körpereigenen Kommunikationsformen im Umgang mit vertrauten Personen die effektivste und schnellste Methode. Jedoch werden sie nicht von allen Menschen verstanden. Im Kontakt zu weniger vertrauten und fremden Personen und in der Vermittlung komplexerer Sachverhalte sind die Betroffenen daher auf weitere Kommunikationshilfen angewiesen.

Für Menschen mit schweren Bewegungsbeeinträchtigungen können die feinmotorischen Anforderungen, die Gebärden stellen, eine entscheidende Hürde sein. Andererseits können Vereinfachungen in der Ausführung der Gebärden von den Nutzern selbst bestimmt werden – analog zum Erlernen der Lautsprache.

Nicht-elektronische Kommunikationshilfen

Hierunter fallen Tafeln, Bücher und Poster. Auf ihnen werden Fotos und Symbole aus unterschiedlichen Symbolsystemen und -sammlungen oder Zeichnungen nach inhaltlichen Gesichtspunkten geordnet angebracht. Das gesamte Material sollte beschriftet sein, um die Bedeutung von Schrift zu vermitteln und somit den Schriftspracherwerb zu unterstützen.

- Tafeln
- Bücher
- Poster
- Kästen

Abb. 17: Nicht-elektronische Kommunikationsformen

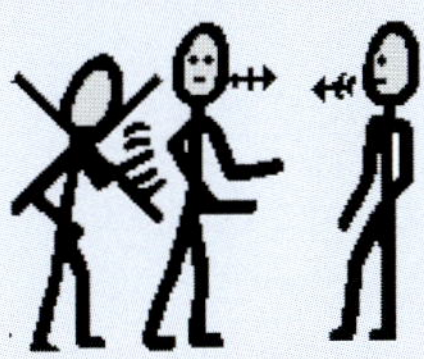

Das Symbolsystem mit 4.500 Grafiken in der erweiterbaren Grundbibliothek des Programms Boardmaker von Mayer-Johnson bietet zusammen mit den enthaltenen realitätsnah gezeichneten PCS Thinline Symbolen bis zu 45.000 Symbole. (www.mayer-johnson-symbols.com)

Abb. 18: PCS – Picture Communication Symbols

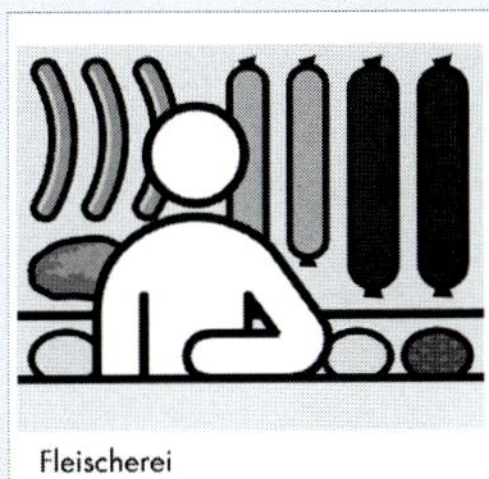

METACOM 8 Symbolsystem zur Unterstützten Kommunikation mit mehr als 10.000 Symbolen; besonders klare, einfach erkennbare Symbole, die besonders für den deutschen Markt entwickelt wurden. (Kitzinger, Annette (2020): https://deref-gmx.net/mail/client/aOASWuwPits/dereferrer/?redirectUrl=http%3A%2F%2Fwww.metacom-symbole.de; https://www.metacom-symbole.de)

Abb. 19: METACOM

Der unterstützt Kommunizierende kann auf die entsprechenden Abbildungen zeigen. Ist dies nicht möglich, können sie durch Blickrichtung ausgewählt oder aber durch Fragestrategien des Kommunikationspartners erfragt werden. Für einige Menschen ist es wichtig, dass sie Symbole auch begreifen können. So kann man Kästen mit realen Gegenständen oder Miniaturen anbieten, um eine Aktivität darzustellen.

- Fotos
- Symbole
- Zeichnungen
- Realgegenstände
- Miniaturen

Abb. 20: Material

Solche nicht-elektronischen Hilfen sind in der Regel einfach und preiswert herzustellen. Klebefolien oder Laminierungen schützen die Tafeln und Bücher vor Nässe oder Speichelfluss. Klettbänder an den einzelnen Symbolen ermöglichen die flexible Kombination der Bilder auf Teppichfliesen z. B. zur Strukturierung von Handlungsabläufen oder Wochenplänen.

Gespräche in Gruppen können jedoch nicht selbstständig geführt werden. Hier brauchen die unterstützt Sprechenden einen „Dolmetscher", der den anderen Gesprächsteilnehmern sagt, was gezeigt wurde.

Der Erfolg der Kommunikation mit einer symbolbasierten nicht-elektronischen Kommunikationshilfe wird immer zu einem großen Teil von den Interpretationsfähigkeiten des sprechenden Kommunikationspartners (Ko-Konstrukteur) abhängen. Die gezeigten Symbole müssen zueinander in Bezug gesetzt werden, um den korrekten Sinn zu entschlüsseln.

Während bei einem Kommunikationsbuch oder einer Kommunikationstafel auf Symbolbasis lediglich die Inhalte übermittelt werden können, die durch ein Symbol bereitgestellt wurden, ermöglicht der Einsatz von Schriftsprache es dem unterstützt Kommunizierenden, alle seine Ideen, Gedanken, Meinungen etc. zu vermitteln.

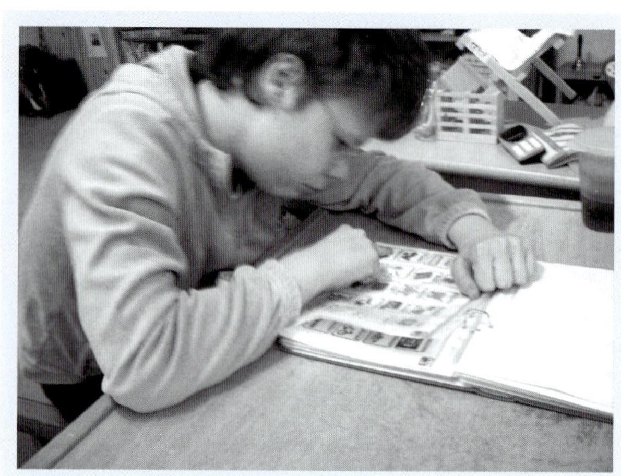

Abb. 21: D. erzählt mit ihrem Kommunikationsbuch

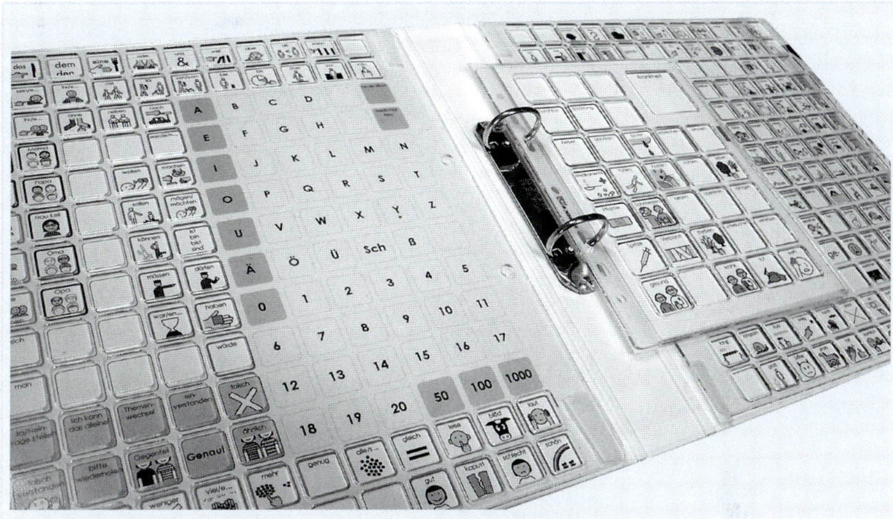

Abb. 22: Kölner Kommunikationsordner (© Boenisch/Sachse)

Daher gehören Buchstabentafeln für Menschen mit Schriftsprachkenntnissen zu den wichtigen nicht-technischen Kommunikationshilfen. Sie ermöglichen ihnen auch an Orten, an denen elektronische Kommunikationshilfen nicht eingesetzt werden können (z. B. im Schwimmbad, angebracht auf einem Schwimmbrett), umfassende und differenzierte Ausdrucksmöglichkeiten.

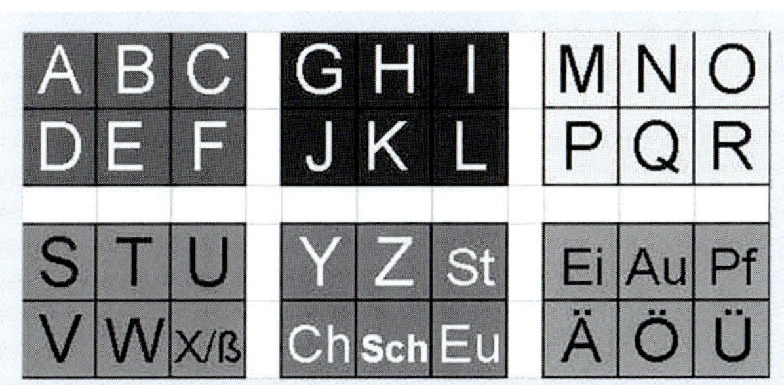

Abb. 23: Buchstabentafel Scanning System – über die Blickrichtung oder Angabe eines Farbcodes wird der gewünschte Buchstabe angezeigt

Sogenannte **Strukturierungshilfen** wurden ursprünglich für Menschen mit Autismus-Spektrum-Störung entwickelt. Der sehr systematische und strukturierte Einsatz von grafischen Symbolen macht die Umgebung überschaubar, zerlegt Abläufe in einzelne berechenbare Handlungsschritte und macht sprachliches Handeln greifbar. Da die eingesetzten Symbole (z. B. PCS-Symbole) längerfristig auch Bedeutung für die direkte Kommunikation bekommen können, wenn die

Person sie selbstständig zu diesem Zweck einsetzt, werden sie den nicht-elektronischen Kommunikationshilfen zugeordnet.

PECS – Picture Exchange Communication System soll die spontane Kommunikation durch den Tausch einer Bildkarte mit dem darauf abgebildeten begehrten Objekt oder einer ebensolchen Handlung fördern. Ziel dieses verhaltenstherapeutisch angelegten Verfahrens ist, dass das Kind aus dem eigenen Impuls heraus Wünsche und Bedürfnisse äußert und nicht etwa auf Fragen oder Aufforderungen des Kommunikationspartners reagieren soll. Diese „Kommunikationsform mit Bildkartentausch" ist gut geeignet, um Kindern das Ursache-Wirkungsprinzip von Sprache zu vermitteln. Sprache als Handlung wird hier konkret in eine Handlung umgesetzt. Der reale Gegenstand wird verknüpft mit einer abstrakten Abbildung dieses Gegenstandes in Form eines Fotos bzw. eines Symbols.

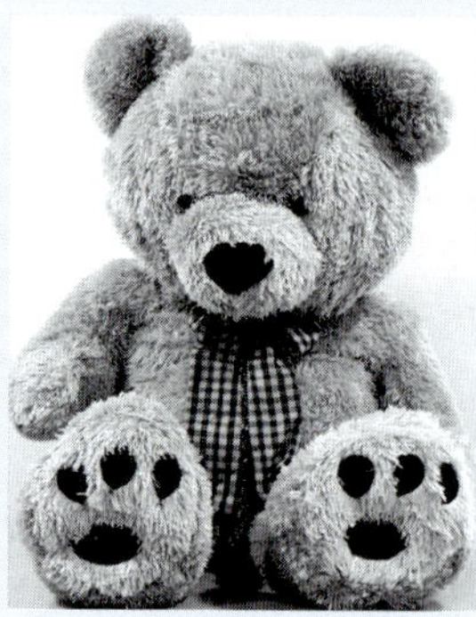

Abb. 24: Realer Teddy

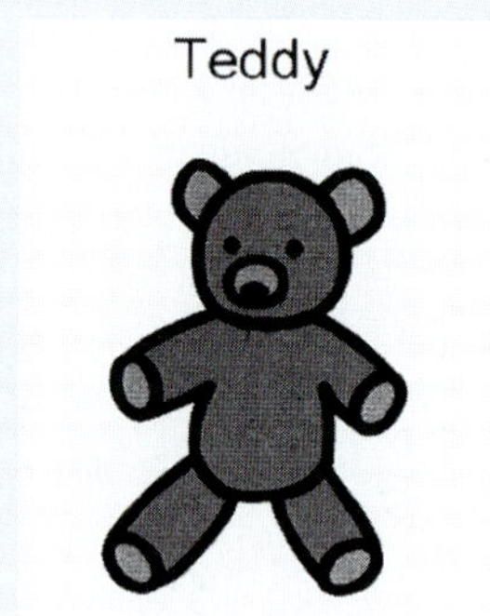

Abb. 25: PCS-Teddy

Der begehrte Teddy ist nicht erreichbar, aber sichtbar. Wenn das Kind nun das Foto von dem Teddy bzw. mit fortgeschrittener Abstraktionsfähigkeit ein Symbol für Teddy hergibt, erhält es dafür den realen Teddy zum Schmusen.

Diese Interventionsstrategie kann z. B. am Anfang einer Kommunikationstherapie stehen, wenn der kommunikative Nutzen grafischer Symbole nicht verstanden wird. Hier wird ...

- das grundlegende Prinzip von Kommunikation verwirklicht. An die Stelle des Austausches von Worten tritt der Austausch von Bildkarten.
- das Ursache-Wirkungsprinzip ganz deutlich umgesetzt. „Wenn ich dir die Karte mit dem Apfel gebe, dann bekomme ich auch einen Apfel."
- die Intervention über eine besondere Vorliebe des Kindes begonnen.
- die Eigeninitiative des Kindes gestärkt.

Über die positive Verstärkung und das Angebot verschiedener Hilfestellungen, die mit der Zeit zurückgenommen werden, soll über verschiedene (Trainings-)Phasen eine direkte Kommunikation erreicht werden.

TEACCH – Treatment and Education of Autistic and related Communication handicapped Children bietet Strukturierungshilfen, die nicht verbal, sondern durch visuelle Hilfen wie grafische Symbole und/oder Schrift vorgegeben werden:

- So können Tages-/Wochen- und Monatspläne die Abfolge von Ereignissen, die beteiligten Personen, den Beginn, die Dauer und das Ende einer Aktivität veranschaulichen.
- Verschiedene Arbeits- und Aktivitätsbereiche können farblich und/oder mit Symbolen visuell voneinander abgegrenzt werden.
- Die Zergliederung und Visualisierung komplexer Tätigkeiten in einzelne Handlungsschritte ermöglichen es, diese in der vorgegebenen Reihenfolge abzuarbeiten.

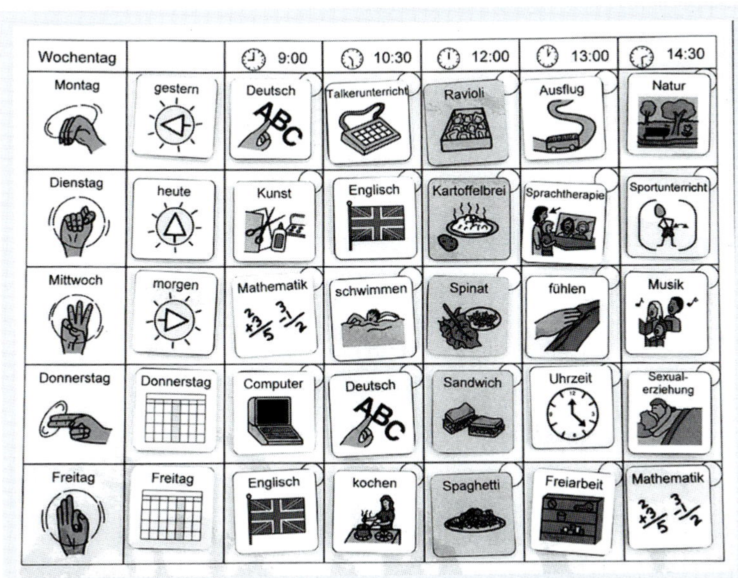

Abb. 26: Wochenplan

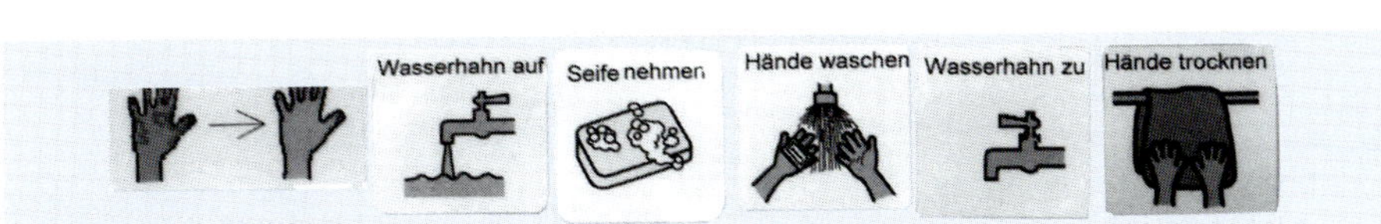
Wasserhahn auf
Seife nehmen
Hände waschen
Wasserhahn zu
Hände trocknen

Abb. 27: Hände waschen

- Die Behälter (Schränke/Kästen/Schubladen) für verschiedene Materialien werden mit Symbolen belegt, so dass das Finden und Zuordnen erleichtert wird.

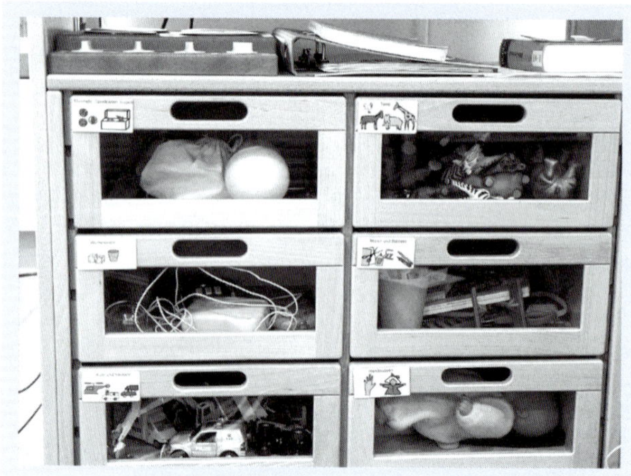

Abb. 28: Schubladenschrank

- Es ist sichtbar, was schon abgearbeitet und was noch zu erledigen ist, da sich die Arbeiten bzw. einzelnen Handlungsschritte in Aufgaben- bzw. Fertigkisten oder -fächern befinden.

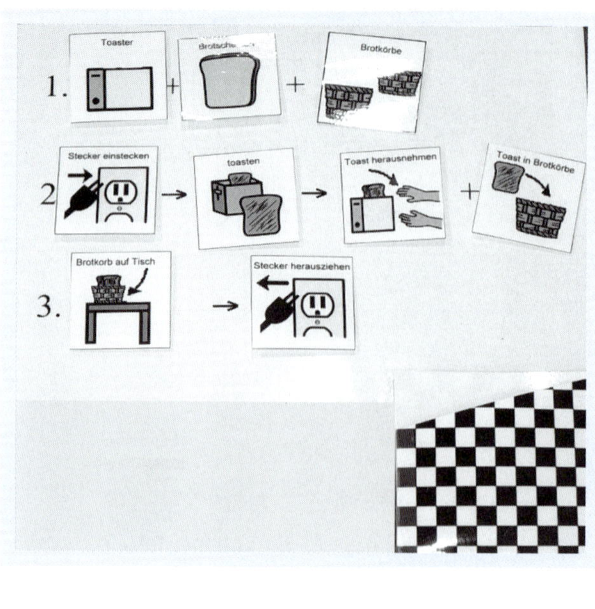

Abb. 29: Arbeitsplan mit „Fertigfach"

Elektronische Kommunikationshilfen

Zu den elektronischen Kommunikationshilfen gehören einfache Sprachausgabegeräte (wie BigMack, Step-by-Step), die zur sogenannten „Kommunikationsanbahnung" genutzt werden können, bis hin zu komplexen Talkern, die sich in ihrem Aufbau an grammatikalischen Sprachstrukturen orientieren. Auch schriftsprachbasierte elektronische Hilfen, wie z. B. Lightwriter und spezielle Schreibprogramme wie z. B. Multitext gehören zur Gruppe der elektronischen Hilfen. Zunehmend werden Tablets und iPad zur Kommunikation genutzt. Ausgestattet mit verschiedenen Apps können sie Oberflächen mit nur zwei Tasten zur Verfügung stellen oder auch komplexe Vokabularstrukturen anbieten.

Manche Geräte halten zudem Seitensets bereit, die auf die Bedürfnisse verschiedener Alters- und Personengruppen abgestimmt sind. Bei einigen Kommunikationsoberflächen stehen so die Bedürfnisse von Menschen mit Aphasie oder anderen neurologischen Erkrankungen im Mittelpunkt. Auch der besondere Einsatz in Krankenhaus und Pflege kann im Fokus stehen. Andere Oberflächen berücksichtigen besonders die Interessen von (jungen) Erwachsenen im nachschulischen Bereich, die beispielsweise in einer Werkstatt für Behinderte tätig sind.

- Taster
- Sogenannte Talker
- Schriftbasierte Hilfen
- Kommunikations-Apps

Abb. 30: Elektronische Kommunikationshilfen

Geräte mit Sprachausgabe eröffnen den unterstützt sprechenden Menschen eine Vielzahl weiterer Kommunikationsmöglichkeiten: Sie können telefonieren, sich eigenständig in einer Gruppe unterhalten oder auch jemanden rufen, der gerade nicht im Raum ist. Die Sprachausgabe verbessert die Möglichkeiten der Anwender, die Initiative zu einem Gespräch zu ergreifen.

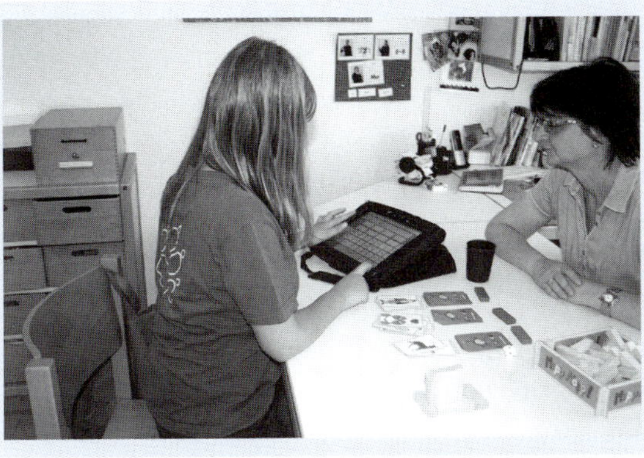

Abb. 31: Einsatz eines Talkers beim Spiel

Während ein körpereigenes Signal in einer Gesprächsrunde schon einmal übersehen werden kann, ist die lautsprachliche Beteiligung mittels einer elektronischen Kommunikationshilfe nicht so leicht zu überhören. Unterstützt Sprechende können durch den Einsatz einer Sprachausgabe einen größeren Einfluss auf den Gesprächsverlauf nehmen. Natürlich ist die Nutzung von Lautsprache im Kontakt mit fremden Personen eine große Hilfe. Da ein vertrautes Kommunikationsmittel eingesetzt wird, werden Missverständnisse und Fehlinterpretationen durch die Gesprächspartner reduziert. So gewinnt die unterstützt sprechende Person durch ein elektronisches Hilfsmittel ein hohes Maß an Selbstständigkeit und Unabhängigkeit.

- Augensteuerung (blickgesteuerte Kommunikationshilfe)
- Codierung
- Scanning-Verfahren
- Schalter
- Spezialtastaturen + Abdeckplatten
- Taster + Sensoren
- Tracker (Kopfmaus)

Abb. 32: Ansteuerungshilfen

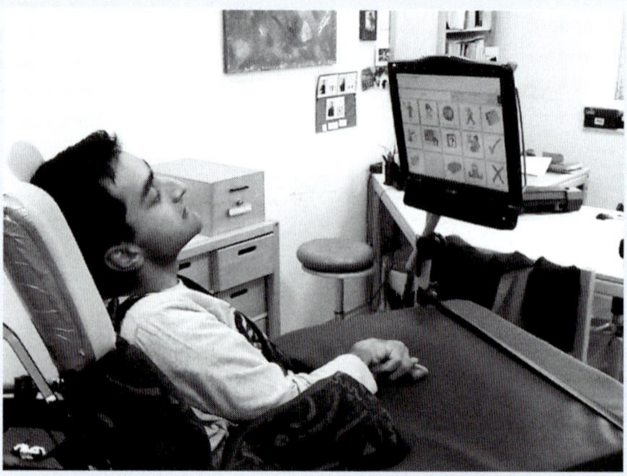

Abb. 33: Talker wird mit Augensteuerung bedient

Viele auf dem Markt erhältliche elektronische Hilfen lassen sich an die unterschiedlichen motorischen und kognitiven Fähigkeiten von Menschen mit starker Körperbehinderung und von Menschen mit geistiger Behinderung anpassen (s. Ansteuerung).

Vor der Entscheidung für ein Gerät sollten ausführliche Informationen eingeholt werden und eine Beratung von firmenunabhängigen Fachleuten stattfinden, um das für den Betroffenen richtige Gerät zu finden (s. Kap. *Beratungsstellen für Unterstützte Kommunikation*).

Berücksichtigung finden dabei nicht nur die aktuellen Fähigkeiten des Anwenders, sondern auch die zu erwartenden positiven wie negativen Veränderungen. Zu den positiven Veränderungen gehören einerseits die zu erwartenden Lernzuwächse z. B. bei Kindern im Spracherwerb, andererseits zählen hierzu auch Leistungsverschlechterungen, wie sie bei progredienten Erkrankungen wie Amyotrophe Lateralsklerose (ALS) zu erwarten sind.

| Warum überhaupt Unterstützte Kommunikation?

Bedeutung für Kinder

Die meisten kaum oder nicht sprechenden Kinder und ihre Eltern entwickeln Wege der Verständigung, um Alltagsroutinen zu bewältigen. Diese Wege reichen in der Regel jedoch nicht aus, um alle Funktionen von Kommunikation zu erfüllen. Ein Kind, welches Lautsprache erwirbt, wird durch den Einsatz der Sprache zunehmend unabhängiger von seinen engen Bezugspersonen. Es trifft Entscheidungen, äußert Wünsche auch außerhalb der vertrauten Umgebung. Durch die positiven Erfahrungen entwickelt das Kind sein Selbstbild und Vertrauen in seine Kompetenzen. Eigenständig nimmt es Kontakt auf zu anderen Kindern und Erwachsenen, setzt sich mit ihnen auseinander: Es sagt z. B. beim Bäcker, was es essen möchte, oder fragt ein Kind, ob es beim Ballspielen mitmachen kann. Kaum oder nicht sprechende Kinder mit sehr eingeschränkten Kommunikationsformen benötigen hier oft einen „Dolmetscher" – meist ein Elternteil. Kinder haben natürlicherweise Autonomiebestrebungen und wollen ab einem bestimmten Zeitpunkt alles „alleine!" machen. So lange sie die Eltern für die Kommunikation benötigen, ist ihnen das nicht möglich.

Einige Eltern weisen darauf hin, dass ihr Kind keine Kommunikationshilfe brauchen würde, da sie ihr Kind ganz hervorragend verstehen. Das kann für diese persönliche Beziehung zutreffen, aber was passiert im Kindergarten, in der Schule und in allen anderen Lebensbereichen, in die das Kind früher oder später vordringt und kommunikativ teilhaben möchte?

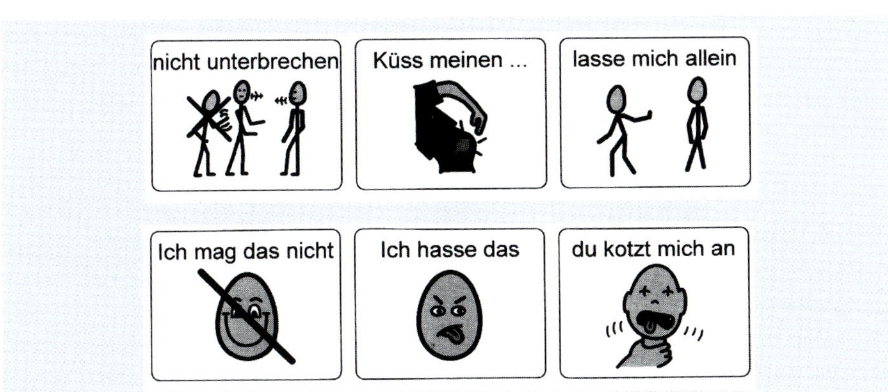
nicht unterbrechen
Küss meinen ...
lasse mich allein
Ich mag das nicht
Ich hasse das
du kotzt mich an

Abb. 34: PCS negative Botschaften

Eine besondere Schwierigkeit stellen negative Botschaften dar. Die Mitteilung, dass dem Kind irgendetwas oder eine Person nicht passt – womöglich sogar die Person, von der es gerade kommunikativ abhängig ist – ist über Dritte sehr schwer vermittelbar bzw. wollen diejenigen gar nicht verstehen. Mit Hilfe der Unterstützten Kommunikation kann das Kind direkt sagen, was es denkt und vor allem auch (negative) Stimmungen mitteilen.

Bedeutung für Erwachsene

Unabhängig von der Ursache der Einschränkung des Sprechvermögens, entwickeln die Angehörigen mit ihren kaum bzw. nicht sprechenden Familienmitgliedern Strategien, die die Alltagsabläufe regeln. Häufig beschränken sich diese Strategien jedoch auf den Bereich der Grundbedürfnisse. Ausführliche Gespräche mit Familienmitgliedern, Freunden, Bekannten über gemeinsame Erlebnisse, Hobbys, Sport, Politik sind selten möglich. Ebenso ist ein Austausch mit den Ärzten und Therapeuten über die Erkrankung, ihren Verlauf und die Behandlung eingeschränkt.

In der Regel übernimmt der Ehepartner die Rolle eines Dolmetschers und achtet darauf, dass die Interessen des Patienten gewahrt bleiben. Die Angehörigen sind hier in einer schwierigen Doppelrolle. Einerseits sind sie Dolmetscher ihres Familienmitglieds. Andererseits sind sie selbst durch die Erkrankung betroffen und haben eigene Ängste, Fragen und Probleme. Deutlichere Ausdrucksmöglichkeiten der Menschen mit schweren Kommunikationsstörungen verringern mögliche Vermischungen dieser Positionen. Die Lebenssituation ist jedoch nicht nur durch Kontaktschwierigkeiten gekennzeichnet. Oft besteht durch die Erkrankung zusätzlich eine große Pflegeabhängigkeit und eine Begrenzung der Mobilität, was zu einem eingeschränkten Lebensraum führt. So können beispielsweise die vor der Erkrankung geschätzten Café-Besuche nicht mehr stattfinden oder die Teilnahme an Kegelabenden oder Chorproben ist nicht mehr möglich. Das Selbstwertgefühl der betroffenen Menschen wird durch diese Erfahrungen stark beeinflusst. Die mangelnden Kommunikationsmöglichkeiten wiederum verstärken das Erleben von Einsamkeit, wenn beispielsweise Besuch kommt und eine aktive Teilnahme am Gespräch, wie vor der Erkrankung, nicht mehr möglich ist.

Stehen Menschen mit schwerer Dysarthrie jedoch andere Verständigungsmöglichkeiten zur Verfügung, können sie sich trotz der bestehenden Sprechbehinderung ein gewisses Maß an Selbstständigkeit und Eigenverantwortlichkeit erhalten. So konnte eine an ALS erkrankte Frau ihre elektronische Kommunikationshilfe bis in den Operations-Saal mitnehmen, um dort noch Fragen stellen zu können, falls nötig. Doch nicht nur in solchen dramatischen Situationen ist der Einsatz anderer Kommunikationsmittel wichtig. In ganz alltäglichen Situationen sind sie eine Brücke zur Familie, zu Freunden und Bekannten. Sie helfen diese wichtigen sozialen Kontakte

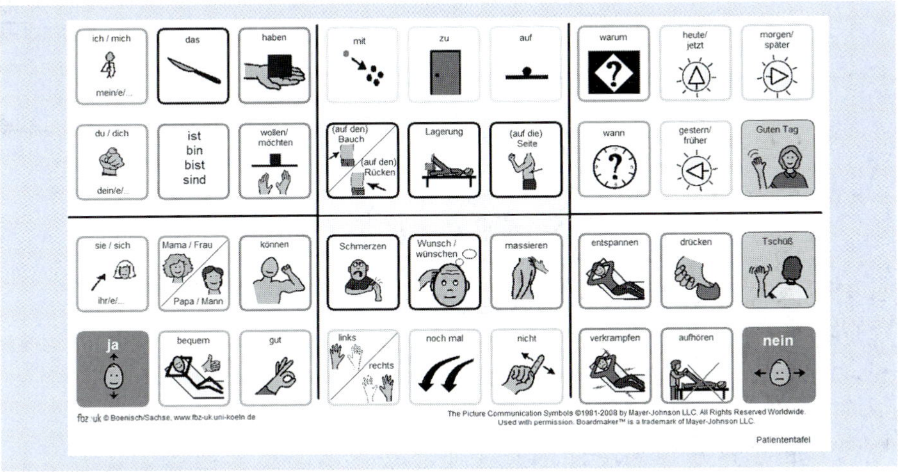

Abb. 35: Thementafel Physiotherapie; Kölner Kommunikationsmaterialien (© Boenisch/Sachse)

aufrechtzuerhalten und dem Kommunikationsbedürfnis und den Fähigkeiten der betroffenen Menschen entsprechend zu gestalten. Isolation und Einsamkeit kann so verringert werden. Sich selbst als kompetenten Gesprächspartner zu erleben, der (wieder) in der Lage ist, Gespräche aktiv zu steuern, der sich zu Wort meldet, wenn es um seine Interessen geht, der eingreift und ernst genommen wird, auch wenn er einmal anderer Meinung ist, steigert das Selbstwertgefühl und persönliche Wohlbefinden.

Was sollten die Gesprächspartner unterstützt kommunizierender Menschen berücksichtigen?

Die unterschiedlichen Bausteine der Unterstützten Kommunikation eröffnen den kaum oder nicht sprechenden Menschen differenziertere Mitteilungsmöglichkeiten und mehr Teilhabe am gesellschaftlichen Leben. Die erfolgreiche Umsetzung eines individuellen Kommunikationssystems ist dabei von der Kompetenz und Akzeptanz beider Gesprächspartner abhängig. Damit die unterstützt kommunizierenden Menschen ihre Kommunikationsformen möglichst effektiv einsetzen können, müssen sich die Kommunikationspartner auf ihre individuellen Bedürfnisse und Fähigkeiten einstellen:

- Grundsätzlich sollte der Gesprächspartner Interesse an der Persönlichkeit des unterstützt kommunizierenden Menschen und seinen Mitteilungen haben, die Bereitschaft zu verstehen und Botschaften zu entschlüsseln.
- Es geht weniger darum, „schnell" zu verstehen, was der unterstützt kommunizierende Mensch mitteilen möchte, sondern eher darum, ihn „richtig" zu verstehen.
- Der Gesprächspartner sollte berücksichtigen, dass er durchaus auch falsch verstehen kann – auch wenn ihm seine eigene Konstruktion plausibel erscheint.
- Es ist schwer auszuhalten, den unterstützt kommunizierenden Menschen nicht zu verstehen; über dieses Gefühl der Hilflosigkeit sollte in der Situation gesprochen werden.
- Zur Verständnissicherung sollte man hin und wieder eine Rückmeldung geben, was bis zu dem Zeitpunkt verstanden wurde; Missverständnisse können auf diese Weise reduziert werden.
- Für eine effektive Kommunikation sollten verschiedene Fragetechniken angewendet werden, ohne den unterstützt kommunizierenden Menschen dabei grundsätzlich auf „Ja-Nein-Antworten" zu reduzieren.
- Kennt der Gesprächspartner die einzelnen Bausteine des individuellen Kommunikationssystems, kann er bei Verständnisproblemen die Verwendung eines anderen Bausteins anregen.
  „Ich habe es so nicht verstanden. Kannst du es mir mit deinem Kommunikationsbuch erklären?"
- Wenn auf einer Tafel oder in einem Kommunikationsbuch einzelne Symbole gezeigt wurden oder mit Hilfe eines Talkers einzelne Wörter gesagt, aber nicht durch eine grammatikalische Struktur in Beziehung gesetzt wurden, ist es Aufgabe der Gesprächspartner, diese Beziehung herzustellen. Sie bilden sogenannte Ko-Konstruktionen.
  Ein Kind zeigt oder sagt: Oma – kommen – Eis
  Ko-Konstruktion: Du meinst: Die Oma kommt.
  Kind: Ja
  Ko-Konstruktion: Dann geht ihr ein Eis essen?
  Kind: Ja

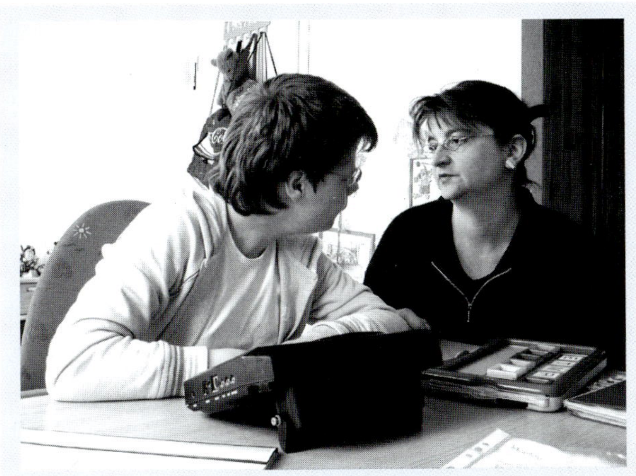

Abb. 36: Gesprächspartner

Wenn man als Gesprächspartner gut über die jeweiligen Kommunikationsformen informiert ist, erkennt man auch besser, ob das momentan zur Verfügung stehende Medium eingesetzt werden kann oder ob eine Hilfestellung erfolgen muss. So kann beispielsweise Sonnenlichteinstrahlung die Orientierung auf einem Talker erschweren bzw. verhindern oder eine falsche Positionierung im Rollstuhl das Zeigen von Symbolen auf einer Tafel erschweren. Eine Veränderung der Sitzposition könnte in einem solchen Fall Abhilfe schaffen und die Fortführung der Unterhaltung ermöglichen.

Gerade wenn es darum geht, Kinder besser in das Unterrichtsgeschehen oder den Gruppenalltag des Kindergartens einzubinden, ist es hilfreich, den auf der Kommunikationshilfe zur Verfügung stehenden Wortschatz, die Sätze und Äußerungen zu kennen. So können die Kinder in entsprechenden Gesprächssituationen direkt angesprochen und eingebunden werden.

Auch bei der Gestaltung der äußeren Rahmenbedingungen einer Gesprächssituation sind die Kommunikationspartner gefordert, die individuellen Möglichkeiten der unterstützt kommunizierenden Kinder, Jugendlichen und Erwachsenen zu berücksichtigen.

Ein bedeutsamer Aspekt ist der Zeitfaktor. Es ist wichtig, dem unterstützt kommunizierenden Menschen ausreichend Zeit für eine Aussage zu geben, damit er seinen Gesprächspart wahrnehmen kann. Verlangsamte Verarbeitungsprozesse, Schwierigkeiten in der Planung und Umsetzung von Bewegungen verursachen u. U. lange Reaktions- und Aktionszeiten. In der Regel sind lautsprachlich sprechende Menschen an diese Pausen nicht gewöhnt. Sprecherwechsel erfolgen Schlag auf Schlag, und Pausen werden derart gewertet, dass man noch oder wieder mit einem Gesprächsteil an der Reihe ist. Kommunikationspartner sollten daher für ein Gespräch mit einem unterstützt sprechenden Menschen ausreichend Zeit einplanen.

Das Erkennen einiger körpereigener Zeichen, wie z. B. schnelle Blickbewegungen oder aber das Zusammensetzen/Mitlesen von Äußerungen, die durch den Einsatz von Buchstabentafeln vermittelt werden, erfordern ein hohes Maß an Konzentration und Aufmerksamkeit seitens der Kommunikationspartner. Eine Unterhaltung „mal eben schnell" oder „zwischen Tür und Angel" ist so kaum möglich.

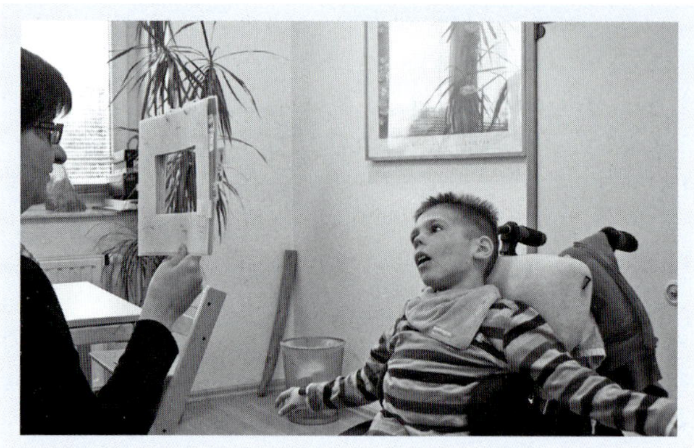

Abb. 36a: Ein Gespräch, das Zeit und Konzentration von beiden Gesprächspartnern erfordert

| Sprachentwicklung mit Unterstützter Kommunikation

Kinder ohne verständliche Lautsprache haben dasselbe Kommunikationsbedürfnis wie jedes andere Kind, nur stehen ihnen nicht dieselben Mittel zur Verfügung, um das deutlich zu machen. Was allgemeine Sprachförderung beinhaltet und wie man sie umsetzt, kann z. B. im Ratgeber ‚Sprachförderung' (Beushausen/Klein [2]2010) aus dieser Reihe nachgelesen werden. Mit diesem Wissen können die Gesprächspartner den Kindern Kommunikationsangebote machen sowie deren Kommunikationsversuche annehmen und weiterentwickeln. Nutzt ein Kind z. B. Gebärden, ist es erforderlich, dass das soziale Umfeld diese auch lernt und anwendet. Wird eine Kommunikationstafel eingesetzt, ist es wichtig, dass Mama und Papa diese Tafel auch einsetzen. Die elektronischen Kommunikationshilfen sollten ebenso von den Bezugspersonen zur Kommunikation genutzt werden. Natürlich werden die Aussagen während des Gebärdens bzw. des Zeigens auf der Tafel von den Eltern mit sprachlichen Äußerungen begleitet (Bezugspersonen als Sprachvorbild für Lautsprache und Unterstützte Kommunikation).

Sie spiegeln dem Kind, was sie verstanden und wozu sie noch Fragen haben und erweitern die Äußerungen des Kindes (Aktives Zuhören). Man darf nicht vergessen, dass unterstützt-kommunizierende Kinder viel mehr Zeit und Aufmerksamkeit für ihre Kommunikationsversuche benötigen. Andererseits führt gelingende Kommunikation zu mehr Zufriedenheit und damit zu einer besseren (Lern-)Atmosphäre.

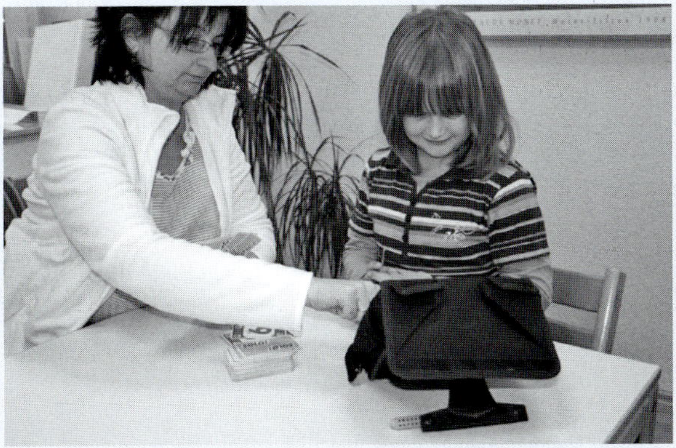

Abb. 37: Die elektronische Kommunikationshilfe wird von beiden Gesprächspartnern genutzt (Vorbildfunktion)

Die Maßnahmen der Unterstützten Kommunikation sollen einerseits die Verständigung zwischen dem nicht sprechenden Kind und seiner Umwelt gewährleisten und andererseits den Spracherwerb unterstützen und begleiten. Das bedeutet, dass sich die Angebote, die beispielsweise in der Sprachtherapie gemacht werden, am natürlichen Spracherwerb mit seinen Strukturen orientieren sowohl in Bezug auf Wortschatz als auch Grammatik mit ihren Regeln zur Wort- und Satzbildung. Ganz wichtig ist hierbei, dass die individuelle Förderung des Kindes, das eingeschränkt oder gar nicht über Lautsprache verfügt, in Abhängigkeit vom Sprachverständnis und von den kommunikativen und symbolischen Fähigkeiten gestaltet wird.

Die ersten Gebärden können um das erste Lebensjahr eingeführt, eine einfache Kommunikationshilfe wie der BigMack mit *„bitte-bitte"* oder *„noch mal!"* belegt werden.

Die häufige Verwendung des BigMack zur Äußerung von „ja" und „nein" ist in der Regel wenig sinnvoll, da Zustimmung und Ablehnung unabhängig von Hilfsmitteln besser körpereigen (Kopf- oder Augenbewegungen, Gebärden) vermittelt werden. Wenn die Äußerungen auf dem BigMack unterschiedlichen Situationen angepasst werden, dann sollte das auf jeden Fall durch eine Veränderung des aufgebrachten Symbols verdeutlicht werden. Ansonsten ist die Belegung für das Kind nicht nachvollziehbar.

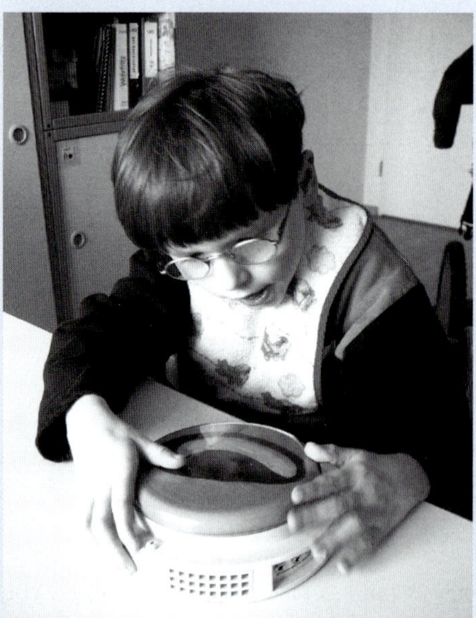

Abb. 38: Kind mit BigMack

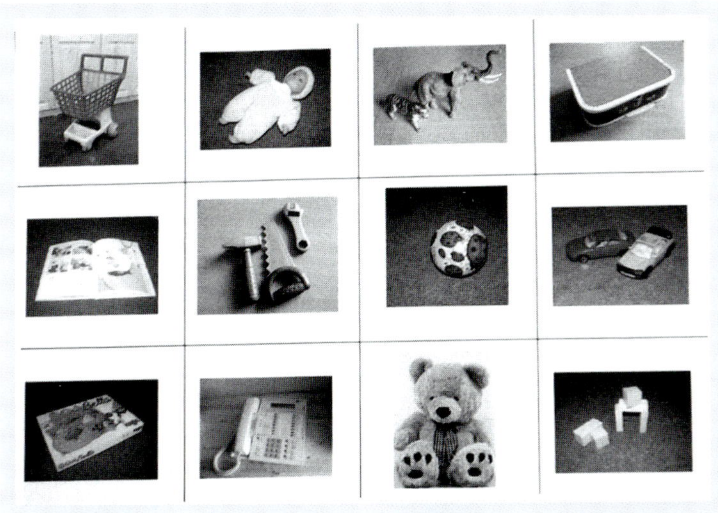

Abb. 39: Spielzeug-Fotos

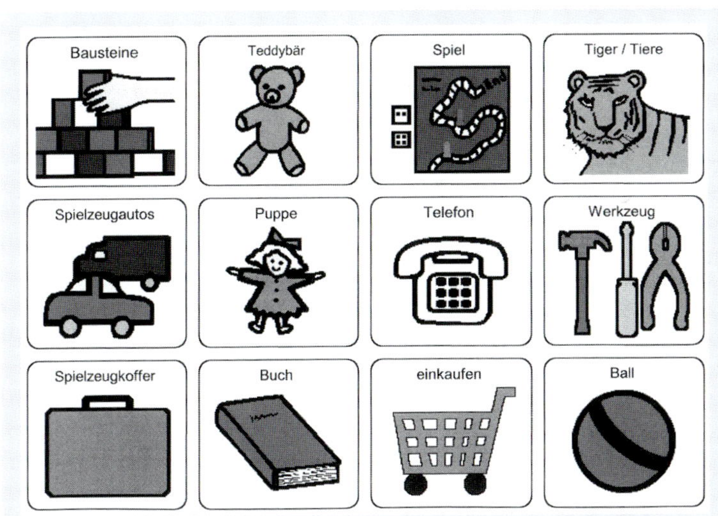

Abb. 40: Spielzeug-Symbole

Je nach individuellem Entwicklungsstand lernt das Kind, konkrete Gegenstände auf Abbildungen wiederzuerkennen und kann diese Abbildungen auch nutzen, um nach diesen Gegenständen zu fragen. Ist dieser Entwicklungsschritt getan, kann die erste Kommunikationstafel eingesetzt werden z. B. mit konkreten Fotos vom Spielzeug. Wenn das Kind bemerkt, dass es die Fotos/Symbole kommunikativ einsetzen kann, dass sie eine Bedeutung haben, sollten dem Kind Möglichkeiten zur Verfügung gestellt werden, zwei Fotos/Symbole bzw. zwei Gebärden miteinander zu kombinieren (Zweiwortsatz).

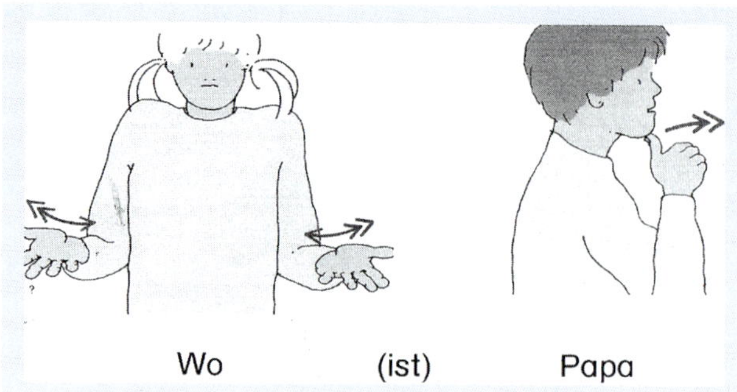

Abb. 41: Kombination zweier Gebärden zum Zweiwortsatz (GuK)

In einer regelrechten Sprachentwicklung kann man jetzt von einem Wortschatz von ca. 50 Wörtern/Symbolen/Gebärden ausgehen.

Schon mit ca. 2 Jahren nutzen sprechende Kinder Sätze wie „Papa da." oder „Auto weg." und drücken damit Vorhandensein oder Nicht-Vorhandensein aus. Besitz („Sarina Tasse."), Lokalisation („Wanne rein", „Hund raus") und Attribution („Auto kaputt") werden durch einfache sprachliche Mittel verdeutlicht. Der Anteil an Substantiven bei den häufigsten 100 Wörtern beträgt bei den 3- bis 6-Jährigen ca. 10% (s. Studien von Boenisch/Sachse 2007). Dieses Wissen muss beim Einsatz der Unterstützten Kommunikation genutzt werden: Kommunikationshilfen müssen sowohl Kern- als auch Randvokabular anbieten.

Als Kernvokabular bezeichnet man die 200–300 Wörter einer Sprache, die am häufigsten benutzt werden. Dieses Kernvokabular setzt sich aus den sogenannten kleinen Wörtern zusammen: Modalverben, Adverbien, Konjunktionen, Pronomen und Präpositionen. Sie lassen sich häufig bildlich nicht so einfach darstellen. Allerdings gibt es inzwischen Symbolsammlungen (z. B. PCS oder METACOM), die sehr anschauliche und klare Symbole zur Verfügung stellen.

Das Randvokabular setzt sich aus Substantiven, Vollverben und Adjektiven zusammen. Diese Wörter sind für differenzierte Äußerungen zu einem Thema nötig. Denkbare Präsentationen dieses Vokabulars, z. B. auf einer Kommunikationstafel, sind in diesem Ratgeber zu finden (s. Abb. 22, Abb. 42, Abb. 43, Abb. 47).

Wichtig ist, dass das Kind die Regeln zur Bildung und Verknüpfung von Wörtern, die es entdeckt hat, auch einsetzen und erproben kann. Es wird dabei feststellen, dass es Abweichungen von diesen Regeln gibt und es sein Regelwerk immer wieder überprüfen und anpassen muss – dem unterstützt-kommunizierenden Kind ergeht es dabei nicht anders als dem sprechenden Kind.

Der in Abbildung 42 eingesetzte Talker bietet die Möglichkeit, Kern- und Randvokabular flexibel zu verbinden und zu konjugieren. Das Kind kann, wie im regulären Spracherwerb, mit Sprachelementen experimentieren sowie Regelhaftigkeiten entdecken und überprüfen.

Kommunikationshilfen, die direkt ganze grammatikalisch korrekte Sätze anbieten, unterstützen den natürlichen Spracherwerb nicht. Das Erlernen des grammatischen Regelwerkes unterliegt im Spracherwerb eigenen Gesetzmäßigkeiten, die sich die Kinder Stück für Stück selbstständig erarbeiten.

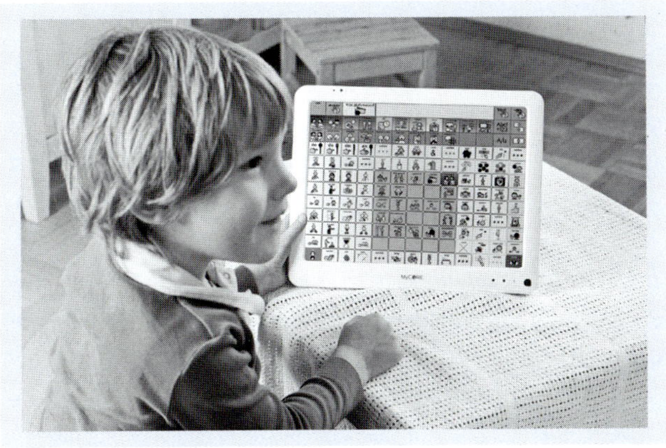

Abb. 42: Talker mit Kern- und Randvokabular

Das Fragealter der Kinder bestimmt die weitere Auswahl der Angebote: *Wo? Was? Wer? Wie? Warum?* und *Wann?* darf auf keiner Kommunikationshilfe fehlen! Es ist zu beachten, dass das Kind schon vor dem Einsatz von Fragepronomen Fragen über die Betonung seiner Äußerungen stellt. Die Auswahl des dem Kind zur Verfügung gestellten Vokabulars sollte sich an folgenden Kriterien orientieren:

- Kern- und Randvokabular müssen enthalten sein
- Entwicklungsstand des Kindes
- Berücksichtigung der individuellen Bedürfnisse
- Alltagsrelevanz

Doch wie ordnen wir die Wörter/Symbole an? Wie begegnen wir zu erwartenden Lernzuwächsen in den Bereichen Wortschatz und grammatikalischer Kompetenz?

Bei der Gestaltung einer Kommunikationshilfe sollten die Symbole einen festen Platz bekommen, damit sie bei Bedarf gezielt angesteuert und nicht immer wieder aufs Neue gesucht werden müssen. Leere Felder auf einer Kommunikationstafel oder in einem Kommunikationsbuch ermöglichen das spätere Einfügen zusätzlich benötigter Symbole (bei Lernzuwachs), ohne bereits bekannte verschieben zu müssen. So kann der Nutzer die Symbole gezielt ansteuern und zu mehrgliedrigen Äußerungen zusammenstellen („Sätze bauen"). Der Bewegungsweg zwischen den Symbolen wird automatisiert. Diese motorische Automatisierung führt zu einer effektiveren (weil Fehl-Aussagen vermieden werden können) und schnelleren (weil ein Symbol nicht gesucht werden muss) Kommunikation.

Das gesamte Vorgehen folgt der natürlichen Sprachentwicklung, die z. B. bei Zollinger ([6]2004) in „Die Entdeckung der Sprache" nachvollzogen werden kann. So lässt sich die Kommunikationshilfe nach den individuellen Bedürfnissen des jeweiligen Kindes immer weiter ausbauen, gewinnt an Komplexität und ermöglicht dem Kind Selbstbestimmung und Teilhabe am täglichen Geschehen. Die bereits erworbene Sprache wird zur Erweiterung der sprachlichen Fähigkeiten genutzt, so dass Gedanken und Erkenntnisse formuliert und die kognitive Entwicklung des Kindes vorangetrieben werden können – die Entwicklung des Denkens und der Sprache bedingen sich gegenseitig.

Trotz einer früh einsetzenden Kommunikationstherapie sind die Entwicklungsmöglichkeiten einiger Kinder aufgrund ihrer Behinderung irgendwann ausgeschöpft. Die Bereitstellung der alternativen und/oder ergänzenden Kommunikationsformen muss auf ihre jeweiligen Fähigkeiten abgestimmt werden, dann können sich auch diese Kinder aktiver und eigenständiger im Alltag einbringen. Manchmal werden Kindern keine Hilfen angeboten, weil sie noch nicht über ein sicheres Ja-Nein-Konzept verfügen. Doch bevor ein Kind „Ja" und „Nein" äußert, benutzt es bereits viele andere Wege, um sich mitzuteilen:

- Es blickt jemanden an oder lautiert, um z. B. Aufmerksamkeit zu erlangen.
- Es akzeptiert Handlungen durch Lachen oder Nehmen eines angebotenen Gegenstands und protestiert/weist ab durch Schreien, Weinen oder Hand-weg-Schieben.
- Es entscheidet sich zwischen angebotenen Gegenständen durch Nehmen, Hinschauen.
- Es bittet um Hilfe, indem es vielleicht die Hand eines Erwachsenen nimmt und zu einem Gegenstand führt.
- Es zeigt (mit der Hand oder durch Blicke) auf Gegenstände, die sich in unmittelbarer Umgebung befinden.

Entsprechend gestaltete Kommunikationsmittel greifen diese Fähigkeiten auf, so dass auch Menschen ohne sicheres Ja-Nein-Konzept durch angemessene Kommunikationsangebote erweiterte Kommunikationsmöglichkeiten erhalten.

Schriftspracherwerb mit Unterstützter Kommunikation

Auch das System unserer alphabetischen Schrift erarbeitet sich das Kind Schritt für Schritt, es erkennt Regeln zur Verschriftung gesprochener Sprache, die es anwendet, überprüft und überarbeitet. Dieser Prozess beginnt lange vor dem eigentlichen Schriftspracherwerb in der Schule, da die Kinder in der Regel bereits Vorläuferfähigkeiten, sogenannte präliterale Fähigkeiten, entwickeln. Phonologische Bewusstheit, als eine dieser Kompetenzen, umfasst die Fähigkeit des Kindes, sprachliches Material in seiner Lautstruktur, unabhängig vom Bedeutungsinhalt zu betrachten. Es kann Wörter in Silben zerlegen (Ba – na – ne), Wörter reimen (Haus – Maus), dieselben Anlaute erkennen (Sand – Säge) und einzelne Laute isoliert heraushören (Hörst du ein a in Waage?). Diese Fähigkeit entwickelt sich im Vorschulalter des Kindes und kann mit Hilfe gezielter Programme geübt werden.

Lesen und Schreiben kann unabhängig von der Lautsprache erlernt werden (z. B. lernen auch Kinder, die gehörlos sind, lesen und schreiben), so dass auch Kinder, die nicht sprechen können, aber unterstützt kommunizieren, durchaus in der Lage sind, Schriftsprache zu erwerben. Diese Möglichkeit eröffnet ihnen die Chance, alles auszudrücken, ohne auf die Hilfe von anderen Menschen angewiesen zu sein.

Welche Faktoren unterstützen den Schriftspracherwerb bei Unterstützter Kommunikation?

Zum Schriftspracherwerb von Menschen, die mit Hilfe Unterstützter Kommunikation kommunizieren, existiert kein fertiges Konzept oder Verfahren, das mit Erfolg anwendbar wäre. Grundsätzlich gilt, dass dieselben Prozesse durchlaufen werden, wie bei sprechenden Kindern, allerdings mit entsprechenden (technischen) Mitteln und Hilfen. Als wichtige Grundlage für den Schriftspracherwerb ist der entwicklungslogische Spracherwerb anzusehen, der es dem Kind ermöglicht, Sprache in seiner Regelhaftigkeit und seinen Strukturen selbstständig zu erfahren und zu erlernen. Das Strukturieren von Sprache wird bereits durch den Aufbau der Kommunikationshilfen gefördert. Die Funktion von Schriftsprache muss nicht nur verstanden, sondern auch erlebbar gemacht werden: Beim täglichen Vorlesen muss die Möglichkeit bestehen, Nachfragen zu stellen, immer wieder dasselbe Buch einzufordern, wiederkehrende Inhalte selbst „vorlesen" zu können, z. B. mit einem BigMack *(„Wir gehen auf Bärenjagd und fangen einen ganz großen …")*, einen Brief an die Oma zu verschicken (mit allen erforderlichen Handlungsschritten), die Einkaufsliste zu beeinflussen. Materialien wie z. B. der AnyBook Vorlesestift (audio-digitaler Vorlesestift von franklin) ermöglichen selbstständiges wiederholtes Abrufen von vorher individuell aufgesprochenen bzw. aufgespielten Sprach- oder Tonbeiträgen. Die kodierten Aufkleber können in jedem Lieblingsbuch, im Ich-Buch, auf Handlungsabläufen platziert und bei Bedarf durch eine Berührung mit dem Vorlesestift zum Sprechen gebracht werden. Auf diese Weise kann man z. B. auch eine Anlauttabelle zum hörbaren Lautieren bringen.

Auf dem Markt gibt es bereits fertige Vorlesestifte, wie z. B. von Ravensburger (tiptoi), mit denen sich das Kind Bücher vorlesen lassen, Spiele spielen, Lieder hören, Geräusche erfahren kann usw. Zu beachten ist, dass bei diesen Vorlesestiften ausschließlich das durch die Verlage vorgefertigte Material abgerufen werden kann.

Diese grundlegenden Erfahrungen mit Schriftsprache werden in der angloamerikanischen Literatur unter dem Begriff Literacy zusammengefasst. Diese frühe Auseinandersetzung mit Schriftsprache weckt das Interesse der Kinder Lesen und Schreiben lernen zu wollen.

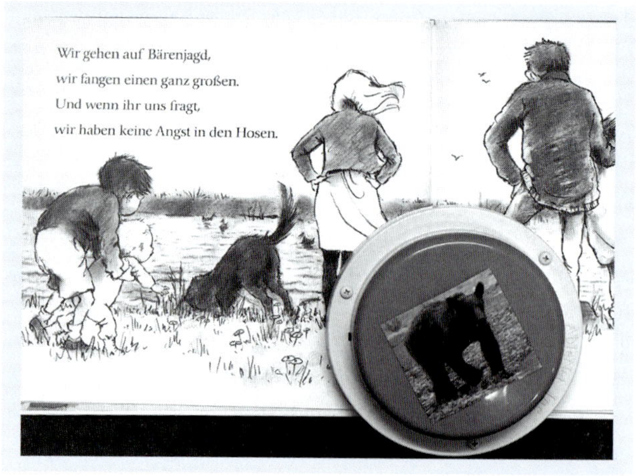
Wir gehen auf Bärenjagd,
wir fangen einen ganz großen.
Und wenn ihr uns fragt,
wir haben keine Angst in den Hosen.

Abb. 43: BigMack und Bärenjagd

Die Ganzwortstrategie, die zu einem gewissen Sichtwortschatz führt, ist längerfristig unökonomisch und belastet die Gedächtnisleistung enorm. Sie ist zu Beginn des Schriftspracherwerbs eine typische Strategie. Für einige Menschen ist es auch langfristig die einzige Methode mit Schrift umzugehen – es gelingt ihnen nicht, über dieses Stadium hinaus zu gelangen.

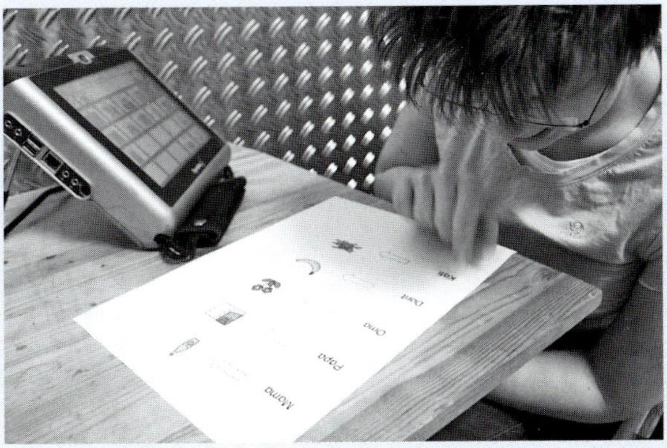

Abb. 44: D. nutzt die Ganzwortstrategie

Die Alphabetische Strategie, also das lautierende Sprechen des Kindes (was dem Kind Informationen über das Eigenhören und die Bewegungswahrnehmung im Mundraum vermittelt), kann bei dem unterstützt kommunizierenden Kind durch einen Fremdsprecher eingeschränkt ermöglicht werden. Eventuell verfügt die Kommunikationshilfe über einen lautierenden Buchstabenmodus, so dass die Selbstkontrolle durch ein auditives Feed-back der elektronischen Kommunikationshilfe ermöglicht wird.

Verschiedene PC-Software kann die Kinder im Schriftspracherwerb unterstützen, indem sie Grapheme (Buchstaben) in gesprochene Sprache (Laute) umwandelt:

- **Multitext** ist ein Textverarbeitungsprogramm mit synthetischer Sprachausgabe, das außerdem über Rechenfunktionen verfügt. So können Menschen mit kommunikativer Behinderung am schulischen Unterricht teilnehmen. Diese Software wird bei entsprechender Indikation von der Krankenkasse finanziert. (www.hindelang-software.de)
- **Schreiblabor 3.0:** Das Schreiblernprogramm der ersten Klasse; es ist lauttreues Schreiben mit diversen Anlauttabellen möglich, wobei die Worte, die Laute und das vom Lernenden Geschriebene vom Programmsprecher akustisch rückgemeldet werden. Die Software ersetzt damit die eigene Artikulation! Über die Rückmeldung kann das Kind die lautliche Richtigkeit überprüfen. (www.medienwerkstatt-online.de)
- **ABC Lernlandschaft:** Buchstabenwerkstatt (Schreiben mit der sprechenden Anlauttabelle), Teil eines umfangreichen Schreib- und Leselernprogrammes, das nicht für diese Zielgruppe konzipiert ist. (www.erika-brinkmann.de/abc-lernlandschaft.html)

Für an dieser Thematik interessierte Leser sei hier auf das Themenheft ‚UK & Literacy' der Zeitschrift ‚Unterstützte Kommunikation' (1/2010) verwiesen.

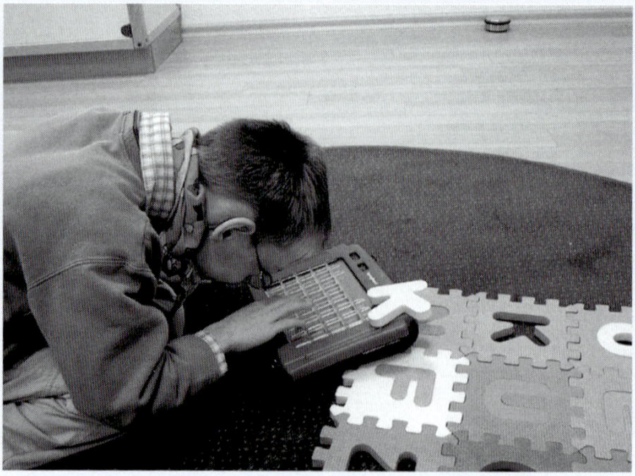

Abb. 45a: T. erarbeitet sich die Laut-Buchstaben-Zuordnung

Die Morphematische Strategie nutzt die Regelhaftigkeit des Aufbaus von Schriftsprache und kann über die visuelle Kontrolle des Kindes geleistet und durch die Sprachausgabe der Kommunikationshilfe unterstützt werden. Die Struktur und der Aufbau von Wörtern unterliegen einer Regelhaftigkeit, die für den Schriftspracherwerb genutzt wird.

Habe ich gelernt, wie man Glück schreibt, kann ich auch Unglück, glücklich und unglücklich schreiben, da sich der sogenannte Wortstamm nicht verändert.

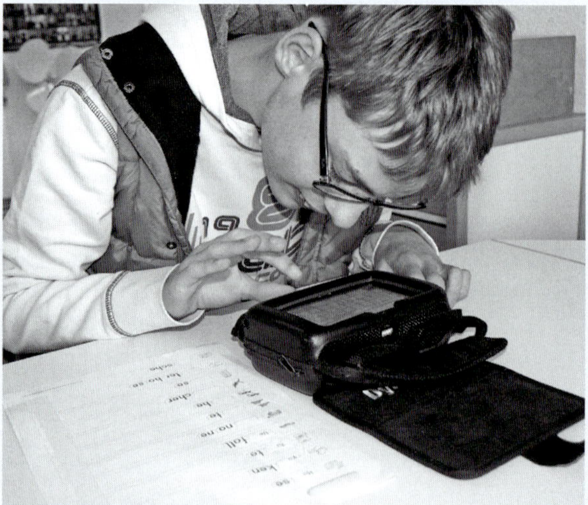

Abb. 45b: T. hat sein Wissen um Silbenstrukturen erweitert

Es darf nicht vergessen werden, dass sprechende Kinder viel Zeit in den Erwerb der Schriftsprache investieren, die nicht sprechenden Kindern aufgrund ihrer besonderen Lebenssituation nicht zur Verfügung steht bzw. ihnen nicht zugestanden wird. Unbestritten ist aber, dass sie aufgrund ihrer Einschränkungen mehr Zeit und Unterstützung benötigen, um diese hohe Abstraktionsleistung zu erbringen.

Beratung

Die Beratung in der Unterstützten Kommunikation erfüllt viele Funktionen:

- Informationsvermittlung über Möglichkeiten und Grenzen des Einsatzes dieser Methode,
- Auskunft zu Materialien und technischen Geräten sowie deren Verwendung,
- Finanzierung und Beschaffung.

Hier werden die Kommunikationssituationen/-gelegenheiten und die verwendeten Kommunikationsstrategien der nicht sprechenden Person möglichst von allen beteiligten Bezugspersonen und der nicht sprechenden Person mit dem Ziel zusammengetragen, ein gemeinsames Förderkonzept zu erstellen. Einerseits lässt die Beraterin ihre eigenen Beobachtungen und ihre fachliche Kompetenz bezüglich Unterstützter Kommunikation mit einfließen, andererseits sollte sie den Bezugspersonen dazu verhelfen, ihre eigenen Erfahrungen und Vorstellungen darzustellen und zu reflektieren, um Lösungswege für ihre kommunikative Situation zu finden. Auf diese Weise werden die Kompetenzen der Eltern bzw. der Angehörigen berücksichtigt – schließlich sind sie Experten in eigener Sache – und die familiären Ressourcen werden deutlich. Die Beraterin sollte immer vor Augen haben, dass es letztlich die Eltern bzw. Angehörigen sind, die das Konzept des Kommunikationssystems durch alle Institutionen, gegebenenfalls durch die Genehmigungsverfahren der Krankenkasse tragen, vertreten, evtl. finanzieren und über Jahre durchhalten müssen. Nur wenn die direkten Bezugspersonen von dem Konzept überzeugt sind, sind sie in der Lage, es im Alltag konsequent umzusetzen und zu verwirklichen.

Aufgabe der Beraterin ist es, die nicht sprechende Person und ihre Bezugspersonen bei der Auswahl, der Beantragung und Aneignung eines Kommunikationssystems, das für die individuelle Lebenssituation passend ist, zu begleiten.

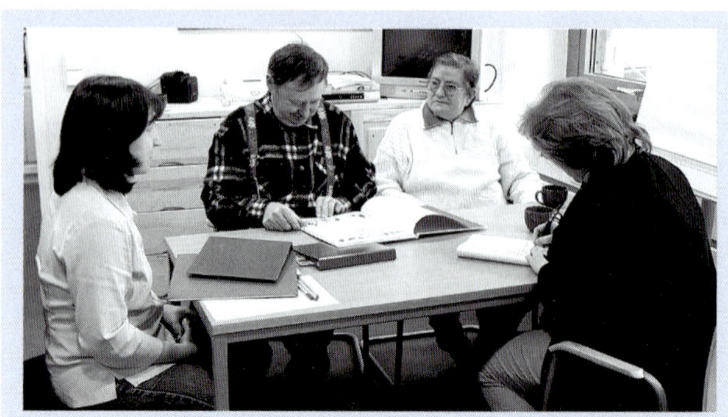

Abb. 46: Beratungssituation

Die beschriebenen Beratungen können durch spezialisierte Beratungsstellen für Unterstützte Kommunikation (z. T. an Schulen für Körperbehinderte oder Geistigbehinderte, an Werkstätten für Menschen mit Behinderungen bzw. an Hochschulen angegliedert) bzw. in Praxen für Sprachtherapie, mit einer Sprachtherapeutin bzw. Logopädin, die in Unterstützter Kommunikation ausgebildet ist, durchgeführt werden.

Beratungsstellen für Unterstützte Kommunikation

Im Laufe der Jahre sind regional Beratungsstellen für Unterstützte Kommunikation entstanden, die es sich zur Aufgabe gemacht haben, über das Themengebiet der Unterstützten Kommunikation zu informieren. Sie sind Kompetenzzentren, die auf dem aktuellen Stand der Entwicklung und Anwendung von unterschiedlichen Kommunikationshilfen sind. Hier kann mit Menschen, die sich nicht verständlich über Lautsprache mitteilen können, ihren Angehörigen und ihren professionellen Betreuern eine firmenunabhängige Beratung durchgeführt und ein individuelles Förderkonzept entwickelt werden. Es geht darum, mögliche Hilfen zur Anbahnung und Förderung von Kommunikation zu finden und zu erproben.

Außerdem gibt es Rat und Informationen zum Einsatz Unterstützter Kommunikation in Bezug auf

- die Ansteuerung von Hilfsmitteln
- die Umfeldsteuerung
- die Nutzung von Informationstechnologien
- die Spielmöglichkeiten
- die schulische Situation
- den Beruf

Abhängig von den zeitlichen und personellen Ressourcen der Beratungsstelle können diese Maßnahmen zwar geplant und z. T. beratend begleitet, aber i.d.R. nicht vor Ort durchgeführt werden. Hier gilt es, entsprechende Kompetenzen in den pädagogischen und therapeutischen Einrichtungen zu schaffen und die Mitarbeit der Angehörigen in Anspruch zu nehmen.

In diesem Zusammenhang ist auch die Gesellschaft für Unterstützte Kommunikation e. V. zu nennen. Sie setzt sich seit 1990, damals noch unter dem Namen ISAAC-Gesellschaft für Unterstützte Kommunikation e. V., für die Verbreitung und Weiterentwicklung der Unterstützten Kommunikation ein und bietet Fortbildungen mit unterschiedlichen Themenschwerpunkten für verschiedene Zielgruppen an (s. Kap. *Nützliche Adressen*).

Diagnostik und Interventionsplanung

Der diagnostische Prozess ist eingebettet in die Beratung. Es werden selten Tests durchgeführt, sondern mit Hilfe der familiären und pädagogisch-therapeutischen Bezugspersonen sowie der betroffenen Person selbst werden Fragesammlungen bearbeitet. Sie sollen Aufschluss geben, welche Voraussetzungen und Gegebenheiten in den für die Kommunikation relevanten Entwicklungsbereichen vorhanden sind. Es geht um

- allgemeine Fragen zur Kommunikation
- das aktuelle Kommunikationssystem
- sprachliche und kommunikative Aspekte
- kognitive Fähigkeiten und Sprachverständnis
- sensorische Fähigkeiten
- grob- und feinmotorische Fähigkeiten (bezüglich Handhabung und Ansteuerung)
- emotionale Aspekte
- das kommunikative Umfeld

Die Beobachtung und Analyse verschiedener Situationen – wie z. B. beim Spielen, Buch anschauen, Musik anhören (an- und ausschalten, laut und leise), Erprobung von Kommunikationshilfen – gibt wichtige Hinweise über die aktuelle Kommunikationssituation. Außerdem können mit Hilfe einer Videoaufnahme Entwicklungsprozesse dokumentiert werden, die vielleicht in der Rückschau (Wie war die Situation vor einem halben Jahr? Wie ist sie heute?) deutlicher werden. Testverfahren können oftmals nur bedingt eingesetzt werden, da sie für Menschen ohne Behinderung konzipiert wurden. Eine Körperbehinderung oder eine Sinnesbehinderung erschweren oder verhindern in der Regel die exakte Durchführung vieler Testaufgaben. Veränderte Fragestellungen oder die Anpassung an die motorischen Fähigkeiten der zu testenden Person können zu subjektiven Testergebnissen führen.

Die Diagnostik kann unter unterschiedlichen Fragestellungen stattfinden, so dass nur einzelne Aspekte der Entwicklung relevant sind bzw. eine ganz bestimmte Kommunikationssituation beobachtet und analysiert wird.

Beispielsweise kann es um eine erste ganz allgemeine Erfassung der kommunikativen Fähigkeiten gehen oder sehr konkret um die Feststellung der motorischen Fähigkeiten zur gezielten Ansteuerung einer elektronischen Kommunikationshilfe.

Unterschiedliche Zielstellungen für die Diagnostik sind z. B. die Frage nach

- der Eignung von bestimmten Kommunikationsformen (z. B. Gebärden)
- der Erweiterung des vorhandenen Kommunikationssystems
- den Einsatzmöglichkeiten bestimmter (elektronischer) Kommunikationshilfen
- der Anpassung an erweiterte Fähigkeiten oder Einschränkungen der betroffenen Person
- der Erweiterung des aktiven Einsatzes der Kommunikationsformen
- effektiveren Ansteuerungstechniken

In der Regel wird auf der Grundlage dieser Informationen, zusammen mit den Beteiligten, die Intervention unter Berücksichtigung der vorhandenen Ressourcen des Umfeldes geplant. Ziel der Intervention ist die aktive Teilhabe des nicht sprechenden Menschen am Leben in der Gemeinschaft mit Hilfe eines individuellen multimodalen Kommunikationssystems. Dazu gehört auch die Akzeptanz der ausgewählten Hilfsmittel vom Betroffenen und seinem Umfeld.

Der Betroffene hat nichts gewonnen, wenn in ein kostspieliges technisches Gerät investiert wird und dieses im Anschluss nutzlos im Schrank verschwindet, weil im direkten Umfeld niemand in der Lage ist, das Gerät zu warten und zu bedienen.

D. h., es muss gezielt ermittelt werden, wo und wie die alternativen bzw. unterstützenden Kommunikationsformen konkret im Alltag eingesetzt werden können. Dabei ist es wichtig, dass alle Beteiligten gemeinsam ein Vorgehen planen und dieses umsetzen, damit der unterstützt kommunizierende Mensch Erfolgserlebnisse erfährt.
Festlegungen in Form eines Zeitplanes sind sinnvoll, um in überschaubaren Zeiteinheiten den Erfolg der Maßnahme überprüfen und gegebenenfalls modifizieren zu können. Dabei muss allen Beteiligten klar sein, dass Erfolge nicht innerhalb kürzester Zeit zu erwarten sind.

Die Durchführung der Intervention wird dokumentiert, so dass Entwicklungen bzw. eventuelle Entwicklungshemmnisse erkannt und ihre Ursachen ermittelt werden können:

- Gab es äußere Hindernisse? Hat z. B. die Hilfsmittelversorgung nicht funktioniert, sich die Ansteuerung nicht bewährt oder eventuell die Betreuungssituation in der Institution (Kindergarten, Schule, Wohnheim, Werkstatt) verändert?
- War die betroffene Person akut erkrankt?
- War das Hilfsmittel nicht das Richtige?
- War das Hilfsmittel nicht richtig angepasst bzw. konnte es nicht richtig bedient werden?
- Hatte das Umfeld Probleme mit der Kommunikationshilfe (zeitliche, technische oder andere Probleme)?
- Gab es ausreichend Anlässe, den Einsatz mit der Kommunikationshilfe zu üben?
- War der zur Verfügung stehende Wortschatz nicht angemessen?

Die regelmäßige Überprüfung dient vor allem der Abstimmung und Aktualisierung des Kommunikationssystems, besonders bei Personen mit degenerativen Erkrankungen und bei Kindern und Jugendlichen, so dass das Kommunikationssystem immer an die aktuellen äußeren Bedingungen und die momentanen Fähigkeiten der betroffenen Person angepasst wird.

Der Wortschatz wird erweitert, die Kommunikationstafel überarbeitet, die Ansteuerung optimiert, eine komplexere technische Kommunikationshilfe erprobt und damit ein neues Genehmigungsverfahren erforderlich …

Hinweise für die Kostenübernahme von elektronischen Hilfsmitteln und Ansteuerungshilfen durch die Kostenträger

Die gesetzliche Grundlage für die Gewährung von Hilfsmitteln ist §31 des Sozialgesetzbuches (SGB IX) zur Rehabilitation und Teilhabe behinderter Menschen, wonach Hilfsmittel erforderlich sind, um

- einer drohenden Behinderung vorzubeugen,
- den Erfolg einer Heilbehandlung zu sichern oder
- eine Behinderung bei der Befriedigung von Grundbedürfnissen des täglichen Lebens auszugleichen, soweit sie nicht allgemeine Gebrauchsgegenstände des täglichen Lebens sind.

Der Kostenträger für die medizinische Rehabilitation ist in erster Linie die gesetzliche Krankenversicherung (GKV). Die soziale und/oder berufliche Rehabilitation ist hingegen die Aufgabe der Eingliederungshilfe (SGB XII) bzw. der Bundesagentur für Arbeit.

Die Leistungen der Krankenkasse unterliegen dem Wirtschaftlichkeitsgebot, d. h., es gibt seitens des Leistungsempfängers einen Anspruch auf eine ausreichende, zweckmäßige und wirtschaftliche Hilfsmittelversorgung, aber es besteht kein Anspruch auf eine Optimalversorgung.

Übernimmt die GKV die Kosten des Hilfsmittels, dann gehören die Montage, Anpassung und Änderung der Kommunikationshilfe sowie die Einweisung, Schulung bzw. das erforderliche Training zum Leistungsumfang hinzu. Auch die technische Kontrolle und die Wartung des eigentlichen Kommunikationsgerätes sowie des Zubehörs (z. B. Montagehilfen, Ansteuerung) werden übernommen. Hilfsmittel können auch leihweise überlassen werden.

Die Hilfsmittel dürfen nicht als Gebrauchsgegenstände des täglichen Lebens gelten, hier endet die Leistungspflicht der GKV.

Beim Kostenträger sollten durch den Betroffenen bzw. den Bevollmächtigten folgende Unterlagen eingereicht werden:

- ein Kostenvoranschlag der Hilfsmittelfirma über die ausgewählte Kommunikationshilfe und erforderliches Zubehör
- ein ärztliches Rezept mit der genauen Bezeichnung der Kommunikationshilfe und dem erforderlichen Zubehör
- eine sonderpädagogische oder eine sprachtherapeutische Stellungnahme

Die Stellungnahme kann z. B. von einer Beratungsstelle für Unterstützte Kommunikation oder durch eine Sprachtherapeutin/Logopädin erfolgen. Die Kostenübernahme ist durch eine ärztliche Verordnung auf Diagnostik und Erprobung gewährleistet.

Bevor die Krankenkasse über den Antrag entscheidet, kann sie Angebote von anderen Hilfsmittelanbietern oder/und ein Gutachten vom Medizinischen Dienst der Krankenkassen (MDK) einholen. Sollte der Antrag abgelehnt werden, kann innerhalb der gesetzlichen Widerspruchsfrist von 4 Wochen Widerspruch eingelegt werden.

| Kommunikationstherapie mit Unterstützter Kommunikation

Kommunikationstherapie bei Kindern

Ziel der Therapie ist, eine zufrieden stellende, gelungene Kommunikation im Alltag des Kindes zu ermöglichen. Das kann durch die Erarbeitung eines effektiven Kommunikationssystems, das sich am Sprachentwicklungsstand des Kindes orientiert und das für verschiedene Situationen (zu Hause, in der Schule, beim Spielen, beim Einkaufen) genutzt werden kann, erreicht werden. Die professionelle Begleitung dieses Prozesses sollte gewährleistet sein, bis das System in die alltagsrelevanten Lebensbereiche integriert ist.
Das bedeutet, dass verschiedene Kommunikationsformen erarbeitet und hinsichtlich ihrer Alltagstauglichkeit erprobt werden können.

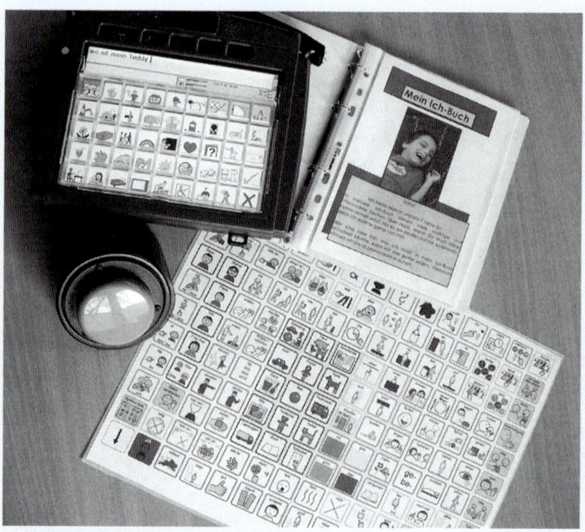

Abb. 47: Kommunikationssystem für verschiedene Lebenssituationen besteht z. B. aus einem Step-by-Step, einem Ich-Buch, einer Kommunikationstafel und einem Talker

Z. B. Einsatz eines Tischsets mit Symbolen zur Auswahl der Speisen, Gebärden für die alltäglichen Bedürfnisse wie spielen, Musik hören, massiert werden, ein Kommunikationsbuch oder ein Lautsprachersatzgerät für die Unterhaltung beim Spielen, Einkaufen und im Unterricht.

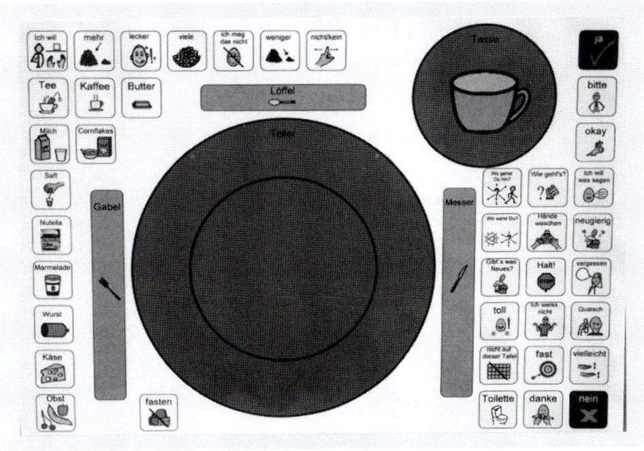

Abb. 48: Tischset

Für viele Kinder ist jedoch erst einmal bedeutsam zu erfahren, dass sie etwas bewirken können. Durch den Einsatz von einfachen elektronischen Hilfsmitteln wie einem Batterie-Unterbrecher und einem Schalter können auch motorisch sehr stark eingeschränkte Kinder ein batteriebetriebenes Spielzeug in Gang setzen und das für die Sprachentwicklung wichtige Prinzip von Ursache und Wirkung erfahren.

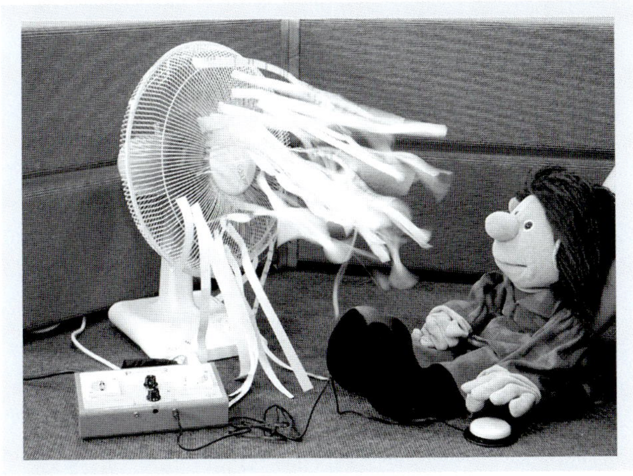

Abb. 49: Der Ventilator wird durch einen angeschlossenen Taster an- und ausgeschaltet (zum Verständnis des Ursache-Wirkungsprinzips)

Genauso wichtig ist es für die Kinder zu erfahren, dass ihre Laute und einfachen Zeichen ernst genommen und gedeutet werden. Die Verdeutlichung der Alltagsabläufe durch Symbole z. B. in Tagesplänen und auch der parallele Einsatz von Gebärden zur Lautsprache führen bei vielen Kindern zu einer Verbesserung des Sprachverständnisses. Durch den Einsatz von Symbolen oder Gebärden in unterschiedlichen Situationen wird stetig der aktive Wortschatz der Kinder erweitert. Die Auswahl sollte sich an den Interessen, den Bedürfnissen, der Lebenssituation und dem Entwicklungsstand des Kindes orientieren.

Z. B. kann man das Gebärdenliederbuch „Mit den Händen singen" einsetzen, das sowohl die Gebärden nach der deutschen Gebärdensprache als auch die Gebärden nach „Schau doch meine Hände an" einsetzt (s. Kap. *Literatur*).

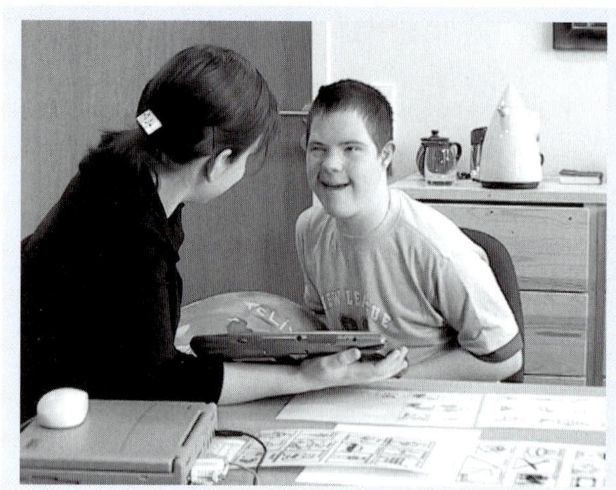

Abb. 50: Mit einem unterstützt sprechenden jungen Mann wird die weitere Belegung seines Talkers besprochen

Die Förderung der grammatikalischen Fähigkeiten kann durch eine entwicklungsgemäße Auswahl des Vokabulars und dessen entsprechender Anordnung auf den nicht-elektronischen und elektronischen Kommunikationshilfen erfolgen. Im Rahmen von Rollenspielen oder eingebettet in Alltagshandlungen lernen die Kinder die unterschiedlichen Kommunikationsformen einzusetzen. Sie lernen ein Gespräch zu beginnen und die Reaktion abzuwarten und wieder entsprechend zu reagieren, d. h., sie lernen einen Dialog zu führen. Aufgabe innerhalb der Kommunikationstherapie ist es zudem, die Kommunikationsformen immer wieder an die Fähigkeiten des Kindes anzugleichen. Bezogen auf den Wortschatz heißt dies zum Beispiel: Je nach veränderten Interessen oder neuen Alltagssituationen müssen neue Symbole erarbeitet und in eine bestehende Kommunikationstafel integriert, neue Gebärden eingeübt oder neue Wörter bzw. Aussagen auf einer elektronischen Kommunikationshilfe gespeichert und erarbeitet werden.

Kommunikationstherapie bei Erwachsenen

Kommunikationstherapie bei Erwachsenen bedeutet, lautsprachliche Kompetenzen zu stärken, wo Verbesserungen zu erwarten sind und diese durch andere Kommunikationsformen zu ergänzen, damit die betroffene Person wieder am alltäglichen Leben teilnehmen kann. Die gezielte Ausweitung von Gesten, Gebärden und Mimik, d. h. körpereigener Kommunikationsformen erlaubt es dem Betroffenen, sich an allen Orten mitzuteilen. Besondere Zeichen, die der Gesprächsstrukturierung dienen, helfen dabei, wieder Einfluss auf den Gesprächsverlauf zu nehmen. Hierzu gehören Zeichen für *„Achtung, ich will etwas sagen!"* genauso wie Zeichen für *„Warte, ich bin noch nicht fertig!"*. Symbole können dabei helfen, Alltagsabläufe zu verdeutlichen, und unterstützen das Sprachverständnis.

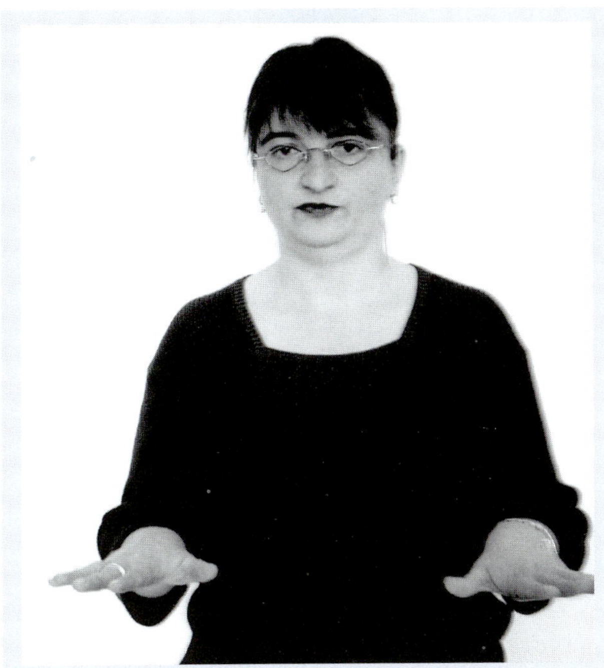

Abb. 51: Gebärde „warte" zur Gesprächsstrukturierung

Abhängig von den Interessen und Bedürfnissen eines unterstützt kommunizierenden Menschen werden Symbole auf Kommunikationstafeln oder in Büchern angeordnet. Schriftsprache und Schriftsprachreste finden bei nicht-elektronischen und bei elektronischen Hilfen Anwendung. Besonders Menschen mit progredienten Erkrankungen setzen Schriftsprache als alternative Kommunikationsform ein.

Es ist Aufgabe innerhalb der Therapie, den Umgang mit den beschriebenen Hilfsmitteln zu üben. Sollen sie im Alltag effektiv eingesetzt werden, müssen die Personen aus dem näheren Umfeld (Angehörige, Betreuungspersonen, Pflegepersonal) in die Kommunikationstherapie mit einbezogen werden. In Rollenspielen und strukturierten Gesprächen lernen sie, effektive Fragetechniken (s. Kap. *Hilfreiche Gesprächsstrategien*) einzusetzen. Genauso wichtig ist es, dass sie lernen, lange Gesprächspausen auszuhalten und abzuwarten, bis die Äußerung beendet ist. Gesprächspausen entstehen aus unterschiedlichen Gründen. Hierzu zählt die Suche nach Ausdrucksmöglichkeiten (Wortfindung) ebenso wie die Zeit, die benötigt wird – z. B. beeinflusst durch eine motorische Beeinträchtigung –, ein Symbol zu zeigen oder die Taste einer elektronischen Kommunikationshilfe zu betätigen.

Bei der Speicherung von Vokabular auf sogenannten Talkern ist zu berücksichtigen, dass Sprache sehr kreativ ist. Die wenigsten der einmal gesprochenen Sätze würden wir so noch einmal sagen. Daher sollten verstärkt einzelne Wörter statt ganzer Sätze gespeichert werden. Die Wahrscheinlichkeit, dass das gespeicherte Vokabular in einer Vielzahl von Situationen genutzt werden kann, erhöht sich auf diese Weise.

Beispiel: *Häufig wird Herr XY am Wochenende von Tochter Thea besucht. Um dies zu berichten, könnte man den Satz speichern: „Am Wochenende kommt Thea, meine Tochter." – Nun ist Thea aber am Wochenende verhindert. Sie hat sich stattdessen für Donnerstag angemeldet. Der gespeicherte Satz ist somit falsch. Stünden Herrn XY die einzelnen Wörter „Thea", „besuchen" und die Wochentage zur Verfügung, könnte er diesen Sachverhalt trotzdem mitteilen.*

Die Anordnung des Vokabulars, sei es auf Tafeln, in Kommunikationsbüchern oder auf Talkern, unterstützt die Kommunikationsfähigkeit der Anwender, wenn sie dem Satzbau entsprechend angelegt ist.

Damit die neuen Kommunikationsformen gut angenommen werden, ist es sinnvoll, bei der Bereitstellung des Vokabulars persönliche Interessen und Lebenssituationen genauso wie den individuellen Sprachstil vor der Erkrankung zu berücksichtigen. Hier bedarf es vieler Absprachen mit dem Betroffenen und seinen Angehörigen.

Eine therapeutische Intervention mit den Mitteln der Unterstützten Kommunikation erfordert entsprechende pädagogisch-therapeutische und methodische Kompetenzen, um die nicht sprechende Person nicht mit erfolglosen Versuchen scheitern zu lassen. Es ist sehr schwierig, jemanden, der sich aus der Kommunikation zurückgezogen hat, weil er negative Erfahrungen gemacht hat, wieder zu motivieren, einen neuen Anlauf zu versuchen. Auf gar keinen Fall sollte eine nicht sprechende Person mit einer wie auch immer gearteten Kommunikationshilfe ausgestattet werden, ohne sicherzustellen, dass eine kompetente Einweisung für den Betroffenen und die Bezugspersonen erfolgt und eine längerfristige pädagogisch-therapeutische Begleitung vorhanden ist.

Die Erarbeitung und Anwendung eines individuellen Kommunikationssystems ist ein Prozess, in dessen Folge die einzelnen Komponenten dieses Systems flexibel auf die veränderten Möglichkeiten und Lebenssituationen der betroffenen Person angepasst und ausgebaut werden müssen. Das können nur entsprechend ausgebildete Fachkräfte kompetent und verantwortlich leisten.

Hilfreiche Gesprächsstrategien

- Entscheidungsfragen stellen, wenn der Betroffene mit „Ja" bzw. „Nein" antworten kann.
  „Möchtest du spazieren gehen?"
  Häufig werden Alternativfragen gestellt, obwohl der Betroffene über keine Möglichkeit verfügt, zwischen zwei Angeboten auszuwählen.

- Alternativfragen stellen, wenn die Entscheidung zwischen zwei vorgegebenen Möglichkeiten getroffen werden kann.
  „Möchtest du spazieren gehen oder Fernsehen gucken?"
  Damit eine Antwort gegeben werden kann, sollte man in jeder Hand eine Bild- oder Symbolkarte vom Spazierengehen bzw. Fernseher halten und mit Blickbewegungen oder Zeigen/Nehmen die Auswahl treffen lassen. Einige unterstützt sprechende Menschen benötigen diese visuelle Hilfe nicht. Mit ihnen kann man die Vereinbarung treffen, dass die Hände eine Entscheidungsmöglichkeit symbolisieren.

- Offene Fragen sind aufgrund der kommunikativen Einschränkungen i. d. R. am schwierigsten zu beantworten.
  „Was möchtest du tun?"
  Hier sind Antworten möglich, wenn dem Betroffenen z. B. eine Thementafel mit einer Auswahl an Aktivitäten vorliegt.

- Gezielt nach dem Einsatz der Kommunikationshilfe fragen.
  „Kannst du mir auf deiner Kommunikationstafel zeigen, was du machen möchtest?"
  „Gibt es eine Thementafel zu deinem Wunsch?"
- Zusammenfassen, was bis zu diesem Zeitpunkt bereits verstanden wurde (Verständnissicherung), ehe man sich an die Klärung noch offener Fragen macht.
  „Du möchtest etwas unternehmen.
  Auf jeden Fall möchtest du rausgehen.
  Aber du willst nicht in den Garten."

  Dann nachfragen, ob die weitere Kommunikation an einer genannten Stelle vertieft werden soll. Auf diese Weise grenzt man das Thema langsam ein.
  Geht es dir darum „rauszugehen"? (zu Fuß, im Rollstuhl, mit dem Auto)
  Geht es dir um das Ziel? (Tochter besuchen, in den Park gehen, Einkaufen gehen)

- Wenn die Kommunikation trotz allen Einsatzes beider Gesprächspartner nicht gelingt, verschieben Sie die Klärung im gegenseitigen Einverständnis auf einen späteren Zeitpunkt – vielleicht hat sich die Blockade dann gelöst.
  „Bist du einverstanden, wenn wir es später noch einmal versuchen?"
  Gegebenenfalls kann man eine weitere Person zur Klärung hinzuziehen.

- Bei den Fragen immer offen bleiben für mögliche Assoziationen des anderen. Vielleicht sind die Gedanken aus der Situation heraus zu einem früheren oder zu einem zukünftigen Ereignis gesprungen.
  „Möchtest du über etwas ganz anderes reden?"

- Steht die Mitteilung nicht in Verbindung zu dem gerade aktuellen Gesprächsthema, ist es für die Kommunikationspartner schwierig, gezielte Fragen zu stellen. Hier geht es darum, eingrenzende Fragen zu nutzen:
  Wer hat was gemacht/erlebt/ gesagt?
  Wann ist das Ereignis gewesen, oder geht es um etwas in der Zukunft?
  Wo ist es geschehen?
  Was ist passiert?

In der Regel ist es sehr hilfreich, bei diesen Fragen vom „Großen zum Kleinen" zu arbeiten, das heißt von einem sehr groben Kontext her immer feiner und ausdifferenzierter zu werden:
Geht es um etwas, das schon vorbei ist, oder wird es erst noch passieren?
Liegt es schon sehr lange zurück, oder war es erst kürzlich?

Tipps zur Unterstützung

- Der frühe Einsatz der Unterstützten Kommunikation kann negative Kommunikationserfahrungen und den möglicherweise damit verbundenen Rückzug vermeiden.
- Bei der Einführung von Unterstützter Kommunikation ist die Mitarbeit des sozialen Umfelds (Eltern, Familie, Mitarbeiterinnen von Kindergarten bzw. Schule oder von Werkstatt und Wohnheim, Therapeutinnen, Aufklärung von Freunden und Bekannten) von großer Bedeutung.
- Es sollte eine hauptverantwortliche Person bestimmt werden, die die Maßnahmen der Unterstützten Kommunikation koordiniert und die Kommunikationshilfen aktualisiert.
- Der konsequente und einheitliche Einsatz der Kommunikationshilfen in allen Lebensbereichen (zu Hause, Schule, Förderzentrum usw.) ist für den Erfolg entscheidend.
- Strukturierung des Umfeldes: Das Umfeld sollte entsprechend den eingesetzten Kommunikationsmitteln gestaltet sein; d. h., die verwendeten Symbole bzw. Gebärden sollten überall in der Wohnung, im Gruppenraum, im Klassenzimmer und in der therapeutischen Praxis für alle sichtbar und einsatzbereit sein.
- Die sprechenden Kommunikationspartner sollten ebenfalls die eingeführten Kommunikationsformen einsetzen. Ein Lernen am Modell wird möglich und die Sprachverständnisleistung unterstützt (Modeling-Technik).
- Die Kommunikationshilfe sollte von Beginn an in ihrer Struktur so aufgebaut sein, dass sie bei Lernzuwächsen des unterstützt kommunizierenden Menschen flexibel erweiterbar ist, ohne dass sie dann jeweils in der Struktur verändert werden muss. Das gilt sowohl für nicht-elektronische als auch für elektronische Kommunikationshilfen.
- Die Bilder/Symbole sollten beschriftet sein, zum einen, um dem Kind zu ermöglichen, auch fremden Personen etwas mitzuteilen, zum anderen, um dem Kind Schriftsprache näher zu bringen.
- Zur Beschleunigung der alltäglichen Kommunikation kann die Aufnahme von gesprächssteuernden Elementen wie *„Hör endlich auf!" „Guck mal!" „Ich will was sagen!"* und einigen Sätzen auf der Kommunikationshilfe sinnvoll sein.
- Das Vokabular sollte nicht nur die Kommunikation über Inhalte, sondern den Aufbau und die Pflege sozialer Beziehungen ermöglichen.
- Die Auswahl des zur Verfügung stehenden Vokabulars sollte sich auch an der entsprechenden Altersgruppe („peers") orientieren – das schließt Schimpfwörter und „angesagtes" Wortgut mit ein (z.B.: „cool", „krass").
- Es ist zu empfehlen, ein individuelles multimodales Kommunikationssystem bestehend aus unterschiedlichen Kommunikationsformen/Bausteinen aufzubauen, um dem Kind, Jugendlichen oder Erwachsenen schnelle und unabhängige Aktionen und Reaktionen in jeder Situation zu ermöglichen.

- Wenn eine Kommunikationsform vom Kind bzw. vom Erwachsenen nicht angenommen wird, heißt das noch nicht, dass Unterstützte Kommunikation bei diesem Menschen nicht funktioniert. Vielleicht ist es nur nicht das richtige Medium oder der richtige Zeitpunkt für diese Person (s. Diagnostik).
- Fehlversorgungen sollten durch Beratungen von Experten vermieden werden, einerseits um Frustration bei den Betroffenen zu vermeiden, andererseits um die Bereitschaft der Kostenträger für die Kostenübernahme zu erhalten.
- Die elektronische Kommunikationshilfe sollte dem unterstützt kommunizierenden Menschen überall zur Verfügung stehen und nicht mit dem Hinweis auf seine Empfindlichkeit im Kindergarten, in der Schule, im Wohnheim, in der Werkstatt oder zu Hause im Schrank verstaut werden! Stellen Sie sich bitte vor, man nähme Ihnen zeitweise Ihre Sprache bzw. Stimme weg.

Literaturhinweise

Weiterführende Informationen und Anregungen erhalten Sie in folgenden Büchern:

- Beushausen, U./Klein, S. ([3]2015) Ratgeber Sprachförderung. Schulz-Kirchner.
- Boenisch, J./Sachse, S. (2007) Sprachförderung von Anfang an. In: Unterstützte Kommunikation (3/2007) Themenheft Frühe Förderung. von Loeper.
- Handbuch der Unterstützten Kommunikation (2003) von Loeper/ISAAC (Hrsg.) (umfangreiches Grundlagenwerk, das regelmäßig erweitert und aktualisiert wird)
- Kitzinger, A./Kristen, U./Leber, I. (2003) Jetzt sag ich´s dir auf meine Weise! (beschreibt für Nicht-Fachleute gut verständlich die ersten Schritte in Unterstützter Kommunikation mit Kindern)
- Leber, I./Spiegelhalter, J. (2004) Mit den Händen singen. Ein Kinderliederbuch für Groß und Klein mit Gebärden aus DGS, MAKATON oder „Schau doch meine Hände an"
- Lemmler, K./Gemmel, S. (1997) Kathrin spricht mit den Augen (Die unterstützt sprechende Autorin beschreibt auch für Kinder gut verständlich ihre Kommunikationsformen und ihr Leben)
- Maisch, G./Wisch, F.-H. (1987/1994) Gebärdenlexikon. Grundgebärden Bd. 1 (1987). Mensch Bd. 2 (1988). Natur Bd. 3 (1989). Aufbaugebärden Bd. 4 (1994) (ACHTUNG: Bei Unterstützter Kommunikation wird das Vokabular der deutschen Gebärdensprache genutzt, aber nicht die eigentliche Sprache der Gehörlosen mit ihren grammatikalischen Besonderheiten.)
- Unterstützte Kommunikation – ISAAC´s Zeitung. Hrsg. ISAAC Gesellschaft für Unterstützte Kommunikation e. V. von Loeper Literaturverlag (viele sehr praktisch orientierte Beiträge, Vorstellung von Neuentwicklungen und Einzelfalldarstellungen).
- Unterstützte Kommunikation (1/2010) Themenheft Literacy. von Loeper.
- Zollinger, B. ([6]2004) Die Entdeckung der Sprache

Quellenangaben für Bildmaterial:

Gebärden unterstützte Kommunikation (GuK) von Frau Prof. E. Wilken
Bezug: Deutsches Down-Syndrom Info-Center, Hammerhöhe 3, 91207 Lauf

Bilder aus der	Beratungsstelle Unterstützte Kommunikation, Martin-Luther- Universität Halle-Wittenberg, www.uk-beratungsstelle.uni-halle.de
und	RehaMedia Abb. 42 MyCORE
und	B. Wimmer privat

Forschungs- und Beratungszentrum für Unterstützte Kommunikation (FBZ-UK), Humanwissenschaftliche Fakultät der Universität zu Köln; (www.fbz-uk.uni-koeln.de)